ULRICH HOFFMANN

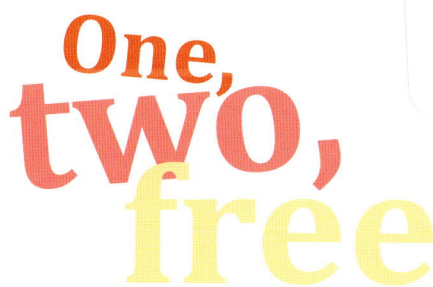

Kleine Yogapausen
für sofort und überall

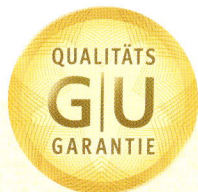

DIE GU-QUALITÄTSGARANTIE

Wir möchten Ihnen mit den Informationen und Anregungen in diesem Buch das Leben erleichtern und Sie inspirieren, Neues auszuprobieren. Bei jedem unserer Produkte achten wir auf Aktualität und stellen höchste Ansprüche an Inhalt, Optik und Ausstattung.
Alle Informationen werden von unseren Autoren und unserer Fachredaktion sorgfältig ausgewählt und mehrfach geprüft. Deshalb bieten wir Ihnen eine 100%ige Qualitätsgarantie.

Darauf können Sie sich verlassen:
Wir legen Wert darauf, dass unsere Gesundheits- und Lebenshilfebücher ganzheitlichen Rat geben. Wir garantieren, dass:
- alle Übungen und Anleitungen in der Praxis geprüft und
- unsere Autoren echte Experten mit langjähriger Erfahrung sind.

Wir möchten für Sie immer besser werden:
Sollten wir mit diesem Buch Ihre Erwartungen nicht erfüllen, lassen Sie es uns bitte wissen! Wir tauschen Ihr Buch jederzeit gegen ein gleichwertiges zum gleichen oder ähnlichen Thema um. Nehmen Sie einfach Kontakt zu unserem Leserservice auf. Die Kontaktdaten unseres Leserservice finden Sie am Ende dieses Buches.

GRÄFE UND UNZER VERLAG. *Der erste Ratgeberverlag – seit 1722.*

KGS

Inhalt

Innere Ruhe 76

Energie 108

Ein Wort zuvor

ONE, TWO, FREE – was heißt das denn?

Im Studio-Yoga geht der Trend hin zu
schweißtreibenden Kursen wie Flow und Hot
und Core. Yoga wird zur ernsthaften Konkur-
renz für Pilates und Bauch-Beine-Po-Training.
Es gibt spezielle Kurse für Läufer und andere
Leistungssportler.

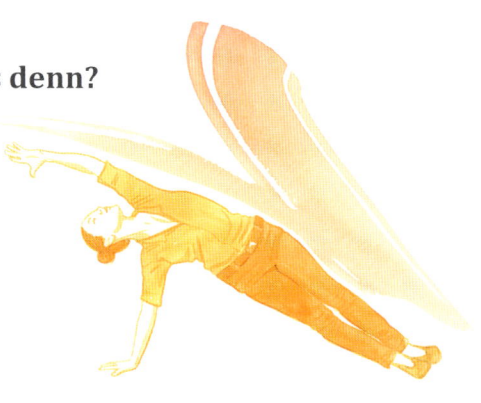

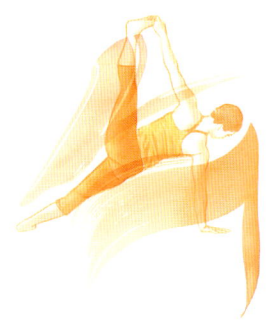

Dabei kommt aber eine wichtige
Kernqualität des Yogas oft unter
die Räder: Innere Ruhe und Freiheit
durch äußerliche Ruhe. Entspannung und Wohlgefühl durch Deh-
nungen und sanfte Drehungen.

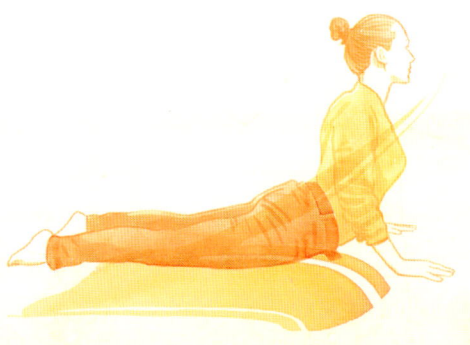

Nicht umsonst ähneln viele
Yoga-Übungen den Anweisun-
gen, die Physiotherapeuten
geben, wenn wir mit unseren
chronischen Rückenschmerzen
zu ihnen kommen.

4

"One, two free nimmt die wichtigsten und besten Elemente traditioneller Yoga-Übungen und integriert sie nahtlos **in den Alltag.**

Ulrich Hoffmann

Besonders großer Wert wird dabei darauf gelegt, möglichst nah an den ursprünglichen Effekt heranzukommen – und möglichst nicht dumm aufzufallen. Dies wird der ursprünglichen Zielsetzung von Yoga gerecht. Im Sanskrit kann das Wort »Yoga« zwei Bedeutungen beinhalten: Es geht entweder zurück auf das Verb *yuj* mit dem Suffix *ghain,* was »hinzufügen« heißt. Oder es stammt ab vom Verb *yuinj* (wieder mit dem Suffix ghain) und bedeutet »Vereinigung« oder »Einheit«.

Die New Yorker Kult-Yoga-Lehrerin Cindy Lee formuliert es in ihrem Buch *Möge ich glücklich sein* so: »Yoga bedeutet auch ›Vereinigung‹, aber eigentlich ist es ›Wiedervereinigung‹. Wir fallen ständig auseinander; dafür ist kein Erdbeben erforderlich. Hundert Mal am Tag bemerken wir, dass unser Geist und unser Körper in verschiedenen Bereichen von Raum und Zeit unterwegs sind. Doch das ist kein Problem. Wie Meditation ist auch Yoga eine Methode, uns wieder zu sammeln, nachdem wir auseinandergefallen sind.«

Dieses Buch ist gegliedert in vier Bereiche, die das Leben und den Alltag positiv durchdringen:

* **Entspannung**
* **Klarheit**
* **Innere Ruhe**
* **Energie**

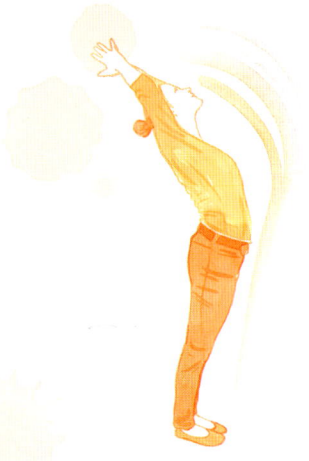

Ziel ist, die auf allen Ebenen wirksamen Benefits der Yoga-Übungen in den Alltag zu holen. Denn Yoga tut nicht nur dem Körper gut, sondern wirkt tief auf Geist und Seele. Zu den vielen spürbaren Benefits des Yoga gehören: ein entspannterer Rücken, ein freier Kopf, tieferer Schlaf, bessere Verdauung, höhere Stressresistenz, größere gedankliche Freiheit, mehr Einfallsreichtum und Kreativität bis hin zu Selbsterkenntnis.

Jede Übung ist mit einem Symbol für ihren besonderen Nutzen gekennzeichnet:

Kopf & Geist			**Bauch & Becken**
Schultern & Nacken			**Herz & Kreislauf**
Arme & Hände			**Beine und Füße**
Rücken			**Seele!**

,, Sich durch Yoga **körperlich besser** zu fühlen ist prima. Sich durch Yoga auch **geistig besser** zu fühlen, ist noch primarer. ''

Ulrich Hoffmann

Das Wichtigste dabei ist aus meiner Sicht nicht die körperliche Bewegung – sondern das, was der Yogi »Intention« nennt. Denn Yoga-Übungen sind nur ein Schritt auf dem Weg zur inneren Freiheit und Erleuchtung. Die anderen heißen:

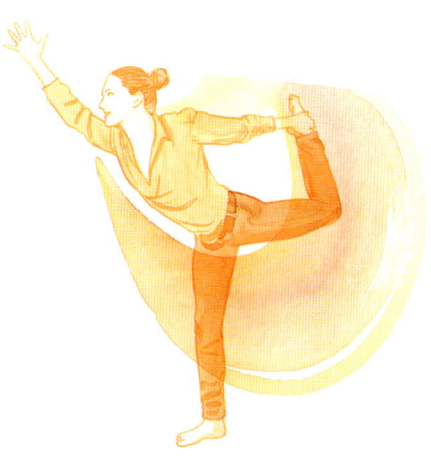

· **Yamas** – der Umgang mit der Umwelt
· **Niyamas** – der Umgang mit sich selbst
· **Āsanas** – der Umgang mit dem Körper (das sind die Übungen, die wir aus dem Yoga-Kurs kennen)
· **Prānāyāma** – der Umgang mit dem Atem
· **Pratayāhāra** – der Umgang mit den Sinnen
· **Dhāranā** – Konzentration
· **Dhyāna** – Meditation
· **Samādhi** – der Zustand der reinen Erkenntnis und innerer Freiheit

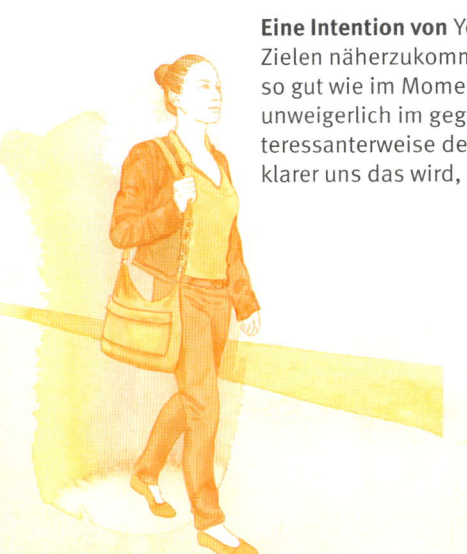

Eine Intention von Yoga-Übungen kann darin bestehen, diesen Zielen näherzukommen. Eine andere kann sein, die Übung einfach so gut wie im Moment gerade möglich auszuführen. So landen wir unweigerlich im gegenwärtigen Augenblick. Und das bringt uns interessanterweise den anderen Zielen wieder ein bisschen näher. Je klarer uns das wird, desto entspannter können wir damit umgehen.

Zum yogischen Lebensweg gehört nicht nur, gut mit dem Körper umzugehen. Wir wollen uns auch stetig weiterentwickeln. Und bei Schwierigkeiten nicht einfach alles hinschmeißen. Sondern versuchen, aus dem Jetzt das Beste rauszuholen!

Dafür ist die Balance zwischen »Tun« und »Aushalten« besonders wichtig. Wenn wir »Nichtstun« erleben, Stille, vernetzen sich unsere Neuronen im Hirn auf neue Weise. Das lässt sich inzwischen nachweisen.

Beim Yoga ist – im Gegensatz zu Tennis oder Buchhaltung – nicht nur wichtig, was wir tun. Sondern auch, wie und warum wir es tun. Manche sagen sogar, das ist der wichtigere Teil. Wie wir unseren Alltag im Detail gestalten, hat weit größere Auswirkungen auf die Lebenszufriedenheit als jeder noch so schöne Urlaub. In der Yogastunde übt man nicht Yoga. In der Yoga-Stunde übt man für später, wenn keine Yoga-Stunde ist: Wir wollen das Leben mit demselben ausgeglichenen, humorvollen Engagement angehen wie eine anspruchsvolle Yoga-Position.

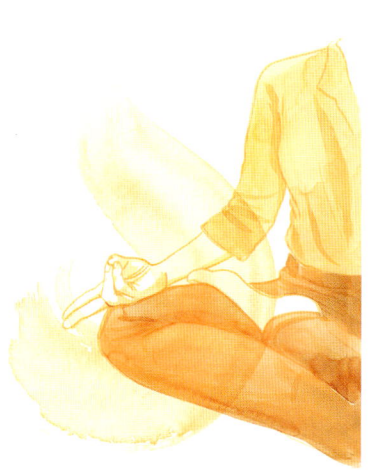

Es ist wie mit Einmaleins-Aufgaben oder Vokabeln. Die übt man, wenn man sie nicht braucht, um sie parat zu haben, wenn man sie braucht. Je besser wir unseren Körper spüren lernen, desto genauer lernen wir uns selbst kennen. Und wenn wir ständig zwischen Vergangenheit und Zukunft hin und her springen, verpassen wir die Gegenwart. (Das heißt nicht, dass Yogis nie planen. Schauen Sie sich mal den Stundenplan eines Yoga-Studios an. Voll geplant! Aber wenn sie planen, dann besteht das Jetzt eben aus »Planen«.) Standfestigkeit entwickeln wir nicht durch krampfhaftes Festhalten, sondern durch Anpassung an die Gegebenheiten. Wir surfen sozusagen auf den Wellen des Lebens. Sich auf die kleinen Haltungsveränderungen in einer Yoga-Übung zu konzentrieren ist nur der Probelauf dafür, die Aufmerksamkeit zu lenken.

Dass die Haltungen dabei auch noch gesundheitliche Vorteile mit sich bringen? Bonus!

Warum krallen sich meine Hände um den Riemen meiner Handtasche? Warum habe ich schon wieder Hunger? Wohin wollen die Schmetterlinge in meinem Bauch? Das ein wenig zu beobachten kann Freude machen!

Die Welt mit **Neugier** und **Aufmerksamkeit** zu sehen: Auch das ist Yoga!

Yoga zu unterrichten und in den Alltag einfließen zu lassen ist der Versuch zu erfassen, was gerade geschieht, was nötig ist, hier und jetzt. So wächst eines aus dem anderen, mein Verhalten gestern trägt heute Früchte, deren Samen morgen aufgehen.

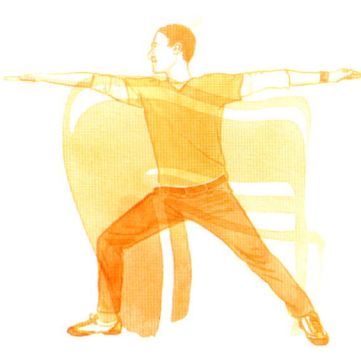

Die Anregungen in diesem Buch ersetzen natürlich keinen Yoga-Kurs. Aber sie können ihn ergänzen. Oder Appetit machen. Auf alle Fälle sind sie viel besser als nichts.

Mithilfe der Übungen auf den nächsten Seiten können Sie den Spirit – und die körperlichen Benefits – des Yoga in Ihren Alltag holen. Mühelos, ohne Stress und ohne Zeitverlust. Achten Sie darauf, wie gut eine einzige Dehnung, ein kurzer Moment des Innehaltens tun kann. Viel Spaß dabei!

Und jetzt geht es gleich los: Machen Sie den Test. Schließen Sie die Augen.

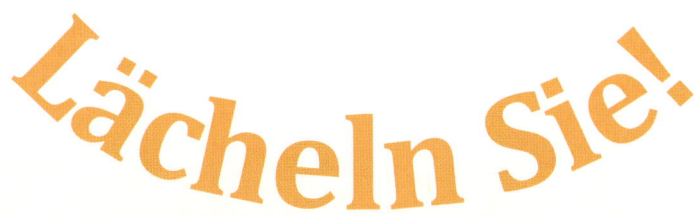

Atmen Sie einmal tief durch. Öffnen Sie die Augen. Fühlen Sie sich besser?

9

Entspannung

Der häufigste Grund, um Yoga zu üben, ist der Wunsch nach Entspannung! Mithilfe der klassischen Übungen (Asanas) arbeitet man dabei von Kopf bis Fuß alle großen Muskelgruppen durch. So können sich Verspannungen ganz einfach und wirkungsvoll auflösen. Danach fühlt man sich nicht nur beweglicher, sondern auch gleich viel leichter und offener für das Leben und seine Anforderungen. Sie können aus dem Gedankenkarussel aussteigen, landen so automatisch im Hier und Jetzt und Ihr Geist kann endlich loslassen und frei werden.

Reck dich, streck dich

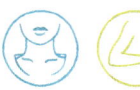

*Beim Aufräumen, beim Einkaufen, im Büro ... manchmal muss man an das oberste Regalfach ran. Eine gute Gelegenheit, **äußere Balance** in einen schönen Stretch und gleichzeitig in mehr **inneres Gleichgewicht** zu verwandeln.*

1) Rechtshänder verlagern ihr Gewicht auf das rechte Bein. Linkshänder auf das linke.

2) Strecken Sie den rechten beziehungsweise linken Arm (Linkshänder) langsam nach oben, ohne dabei die Schulter hochzuziehen. Noch ein Stückchen! Ja, genau ... und: ruhig weiteratmen!

3) Stellen Sie den Ordner weg oder nehmen Sie die Dose Bohnen aus dem Regal.

4) Wiederholen Sie die Übung nun auf der anderen Seite, selbst wenn Sie nichts mehr wegzustellen oder einzukaufen haben. So fördern Sie Ihr inneres Gleichgewicht.

5) Achten Sie darauf, dass auch die Hüfte gerade bleibt. Die Streckung erfolgt vor allem im seitlichen Rücken.

Übungsvariante

1) Wenn Sie den rechten Arm nach oben strecken, heben Sie zugleich den linken Fuß vom Boden und legen die Fußspitze seitlich gegen den rechten Knöchel.

2) Und jetzt auf der anderen Seite wiederholen.

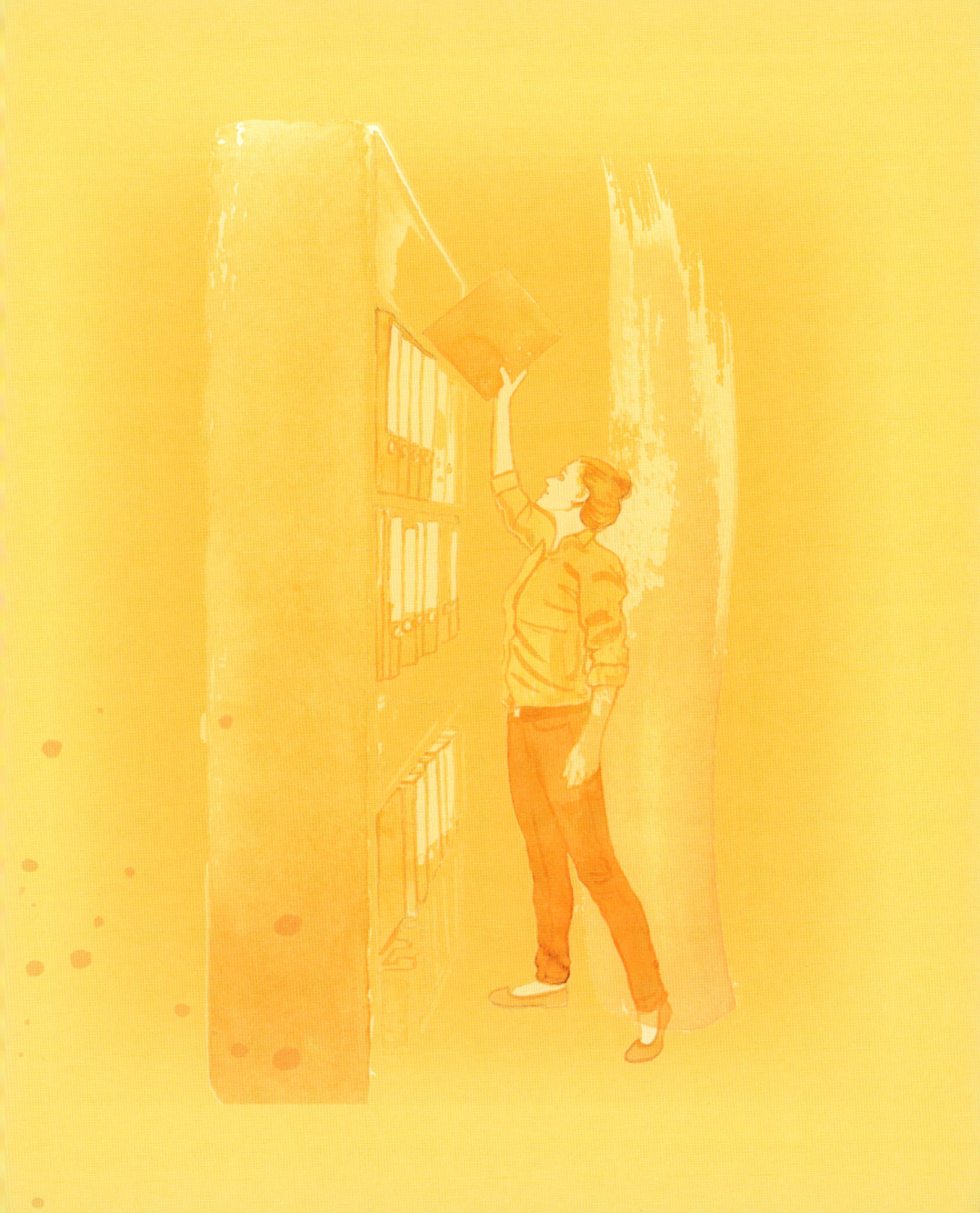

Locker vom Hocker

*Diese Mini-Übung funktioniert **unter jedem Tisch:** im Meeting, beim Lunch, und (notfalls auch ohne Couchtisch) abends beim Fernsehen.*

---

1) **Legen Sie** Ihre beiden Hände auf die Tischplatte vor sich oder lassen Sie sie an die vordere Stuhlkante sinken.

2) **Verlagern Sie** das Gewicht Ihres Oberkörpers leicht nach hinten.

3) **Strecken Sie** ein Bein.

4) **Kreisen Sie** jetzt ganz langsam mit einem Fuß: einmal im Uhrzeigersinn, einmal in die andere Richtung.

5) **Strecken Sie** nun Ihr anderes Bein.

6) **Kreisen Sie** mit dem Fuß einmal in die eine Richtung, dann in die andere.

Übungsvariante

1) **Strecken Sie** einfach Ihre beiden Beine gleichzeitig aus.

2) **Führen Sie** mit Ihren Füßen mehr als eine Umkreisung durch.

>> Dein Tun ist Bewegung eines Spiels. Schritt eines Tanzes. ««

Antoine de Saint-Exupéry, französischer Schriftsteller

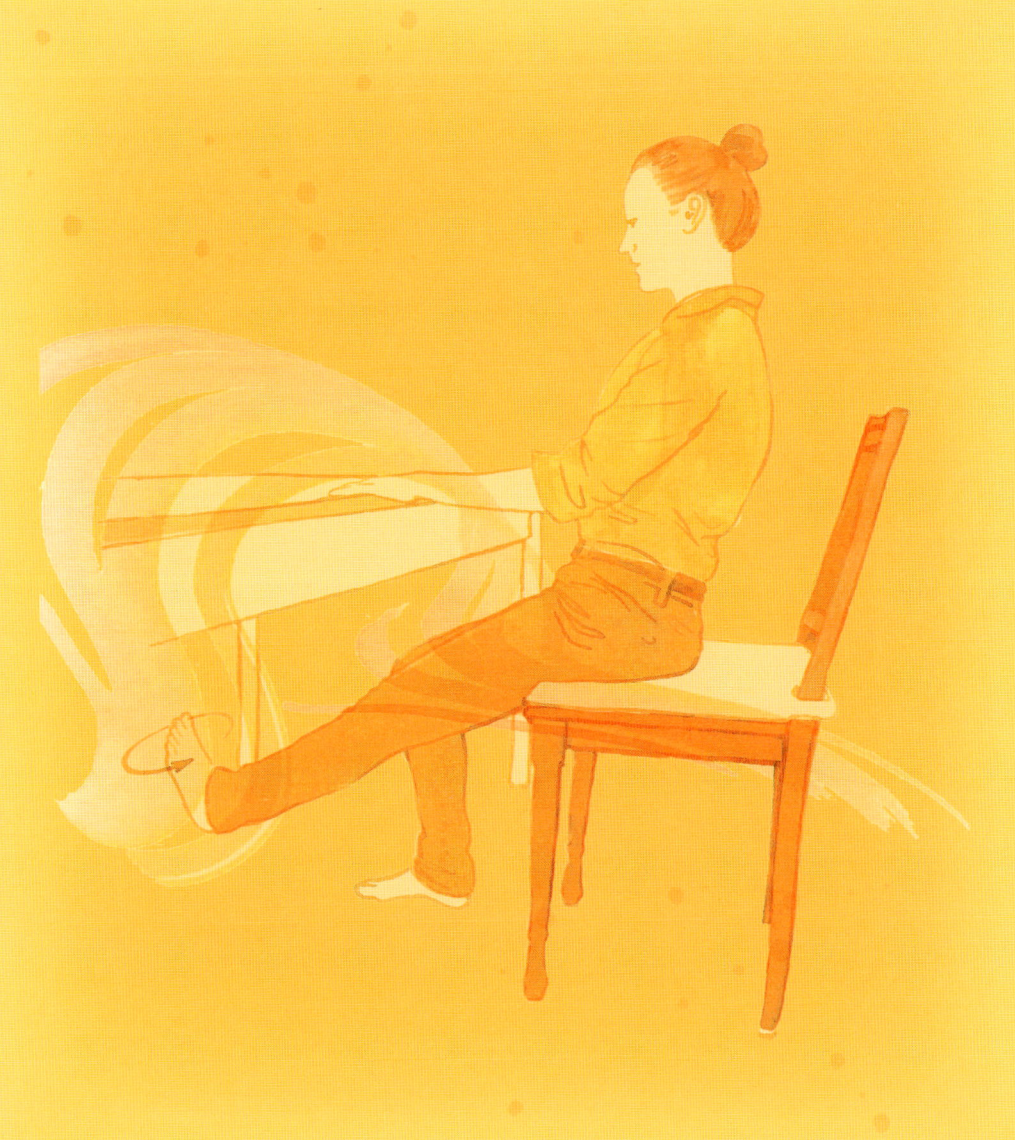

Hände hoch!

*Auf einmal merken Sie, wie weggetreten Sie waren. Völlig versunken im Projekt oder einer TV-Sendung. Ihr Körper fühlt sich **ganz steif** an, wie Pappe. Eine einfache Übung sorgt für **Entspannung** und Lockerung.*

1) **Strecken Sie** Ihre Arme senkrecht nach oben mit den Handflächen nach vorne.

2) **Kippen Sie** nun die Hände langsam nach vorn und nach hinten.

3) **Strecken Sie** sich richtig durch und atmen Sie tief ein und aus.

4) **Senken Sie** die Arme, bis sie direkt nach vorn zeigen, Handflächen nach unten.

5) **Kippen Sie** die Handflächen erneut – diesmal so, dass sie von Ihnen weg- und dann wieder zu Ihnen hinzeigen.

6) **Genießen Sie** die Dehnung in Ihrem Schulterbereich. Lassen Sie die Arme dann entspannt sinken.

Übungsvariante

1) **Wenn Sie** Ihren oberen Rücken etwas stärker weiten und dehnen wollen, können Sie die Arme auch nach vorn ausstrecken und an den Handgelenken überkreuzen.

2) **Legen Sie** nun Ihre Handflächen ineinander und verschränken Sie dabei Ihre Finger.

3) **Strecken Sie** die Arme nach vorn.

4) **Wechseln Sie** die Seite: Überkreuzen Sie die Handgelenke andersherum und verschränken Sie die Finger ebenfalls versetzt.

5) **Strecken Sie** die Arme wieder nach vorn aus.

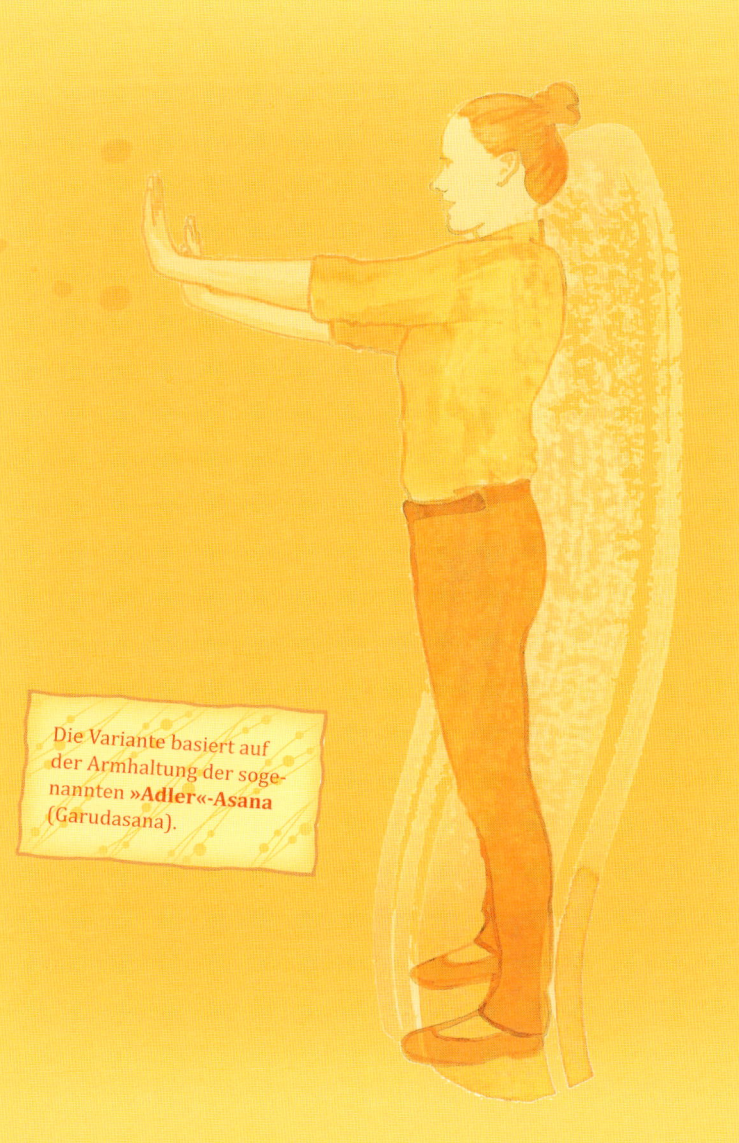

Die Variante basiert auf
der Armhaltung der soge-
nannten **»Adler«-Asana**
(Garudasana).

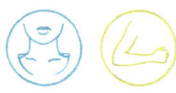

Arbeitshaltung verbessern

*Sie können Ihre Arbeitshaltung – wörtlich wie im übertragenen Sinn – verbessern! Ihr Rücken wird **entlastet** und kann sich strecken, Ihre Brust weitet sich. Schultern, Nacken und Arme können **freier bewegt** werden.*

1) Versuchen Sie im Sitzen Ihr Gewicht auf die Sitzhöcker zu verteilen. Sie finden diese nach unten gerichteten Teile des Beckenknochens, indem Sie die Hände unter den Po schieben und vor- und zurückwippen. Es kann sein, dass Sie dafür auf Ihrem Stuhl weiter nach vorn rutschen müssen.

2) Verlagern Sie nun Ihr Gewicht hinter die Sitzhöcker, indem Sie den Rücken leicht nach hinten lehnen und etwas krümmen.

3) Dann beugen Sie den Oberkörper etwas in Richtung Schreibtisch und rollen dabei mit dem Gewicht über die Sitzhöcker hin-weg nach vorn, bis Ihr Gewicht vor allem auf der Rückseite der Oberschenkel liegt. Wenn Sie sich vorstellen, Ihr Becken ist eine Obstschale, dann ist das Obst jetzt kurz davor, nach vorn herauszufallen.

4) Nun wieder ein kleines Stück zurück – Gewicht genau auf die Sitzhöcker, den Rücken leicht aufrichten, die Schultern locker sinken lassen, die Schulterblätter um einen Hauch zusammenführen – das öffnet den Brustraum. So können Sie deutlich entspannter weiterarbeiten.

> **99** Um etwas leisten zu können, muss jeder seine Tätigkeit für wichtig und gut halten. **66**
>
> *Leo Tolstoi, russischer Schriftsteller*

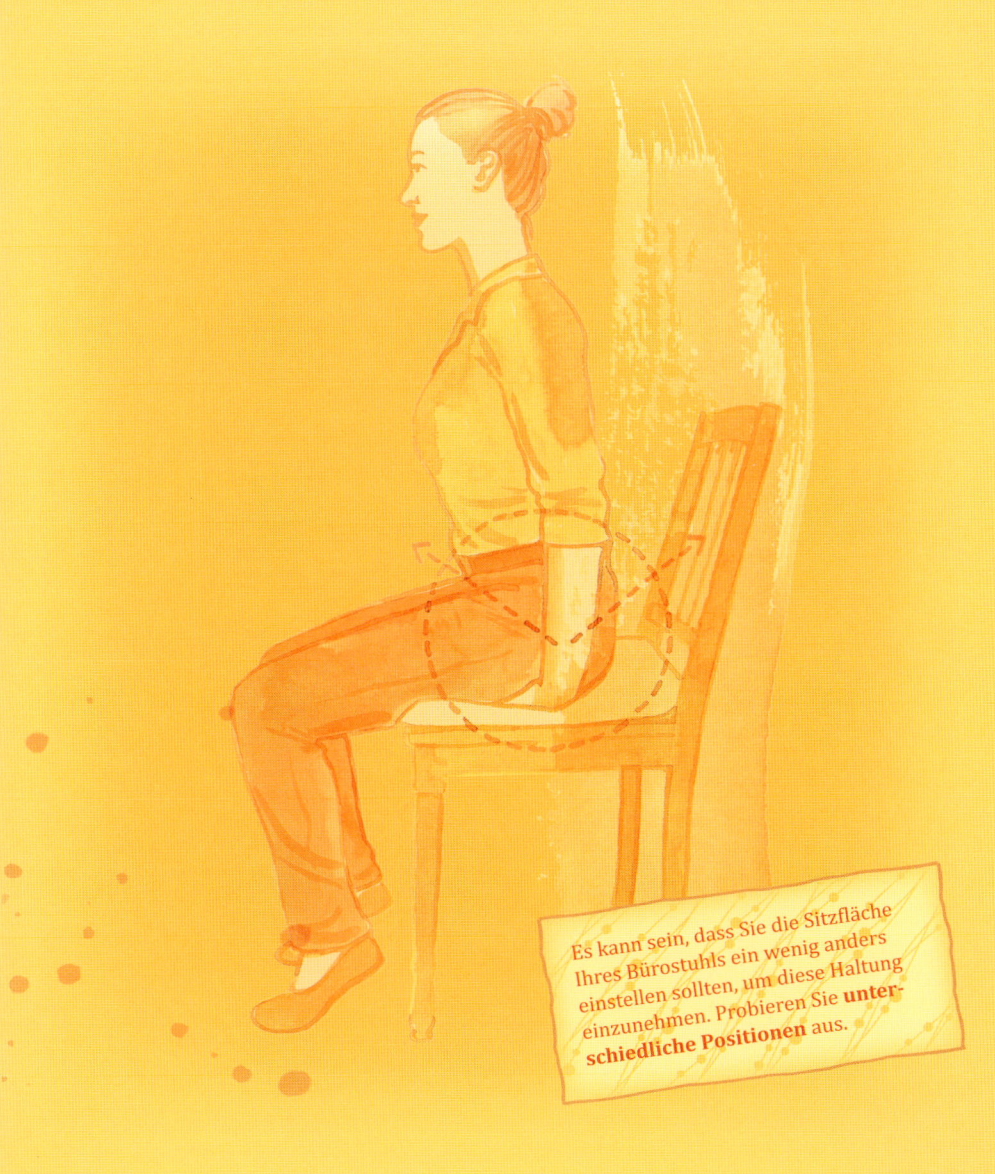

Es kann sein, dass Sie die Sitzfläche Ihres Bürostuhls ein wenig anders einstellen sollten, um diese Haltung einzunehmen. Probieren Sie **unterschiedliche Positionen** aus.

Roter wird's nicht

*Nutzen Sie die kurze Pause an einem Ampelstopp zur **schnellen Nacken-entlastung**. Danach kann das Leben wieder Fahrt aufnehmen.*

1) **Die Ampel springt** gerade auf Rot, Sie können mit einer längeren Wartezeit rechnen, die Sie nun perfekt nutzen.

2) **Richten Sie** Ihren Rücken gerade auf und lösen Sie ihn dazu gegebenenfalls von der Rückenlehne.

3) **Lassen Sie** das Lenkrad los und legen Sie die Hände locker auf die Oberschenkel.

4) **Jetzt lassen Sie** den Kopf entspannt nach vorn sinken. Schließen Sie die Augen, wenn Sie möchten.

5) **Atmen Sie** ein- oder zweimal tief ein und aus. Die Muskeldehnung reicht bis tief zwischen die Schulterblätter.

6) **Richten Sie** den Kopf wieder auf. Umgreifen Sie wieder das Lenkrad.

7) **Wenn es grün wird**, weiterfahren.

"
Das Auto ist nur eine
vorübergehende Erscheinung.
Ich glaube an das Pferd.
"

Wilhelm II, deutscher Kaiser

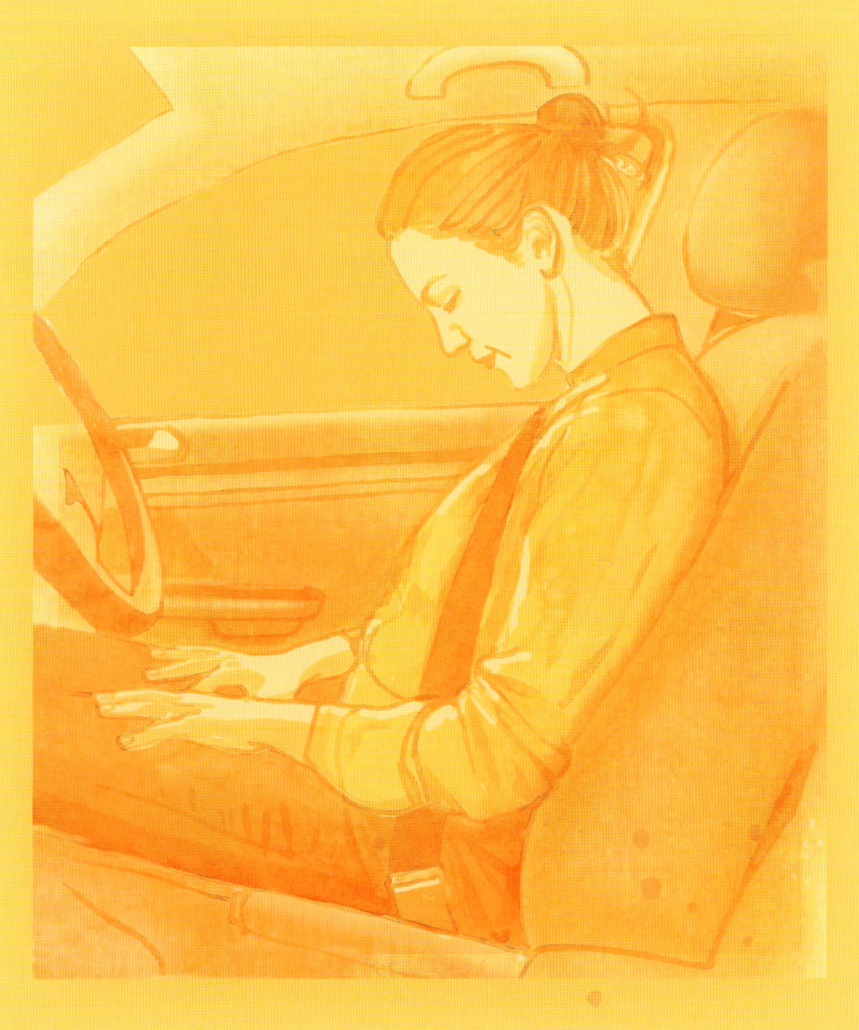

Wirbelsäulensurfen

*Wenn der Rücken mal wieder steif ist wie ein Bügelbrett, öffnet diese Übung die Sinne für neue Erfahrungen und lässt die **Energie wieder fließen**.*

1) **Legen Sie** Ihre Hände auf die Knie, der Rücken ist aufrecht und gerade.

2) **Strecken Sie** Ihren Oberkörper beim Einatmen nach vorn und heben Sie Ihren Brustkorb. Machen Sie ein leichtes Hohlkreuz, das jedoch keinesfalls schmerzhaft sein sollte.

3) **Beim Ausatmen** biegen Sie Ihre Wirbelsäule zurück und schieben Ihren unteren Rücken etwas nach hinten. Ziehen Sie den Bauch ein und schieben Sie den Kopf ein wenig nach vorn.

4) **Wiederholen Sie** den Übungsablauf, wenn Sie mögen, fünf- bis zehnmal.

Diese Übung können Sie im Schneidersitz auch als **Aufwärmübung** einsetzen. Im Vierfüßlerstand auf einer Yogamatte nennt sie sich im Original **»Katze/Kuh«** (Chakravakasana).

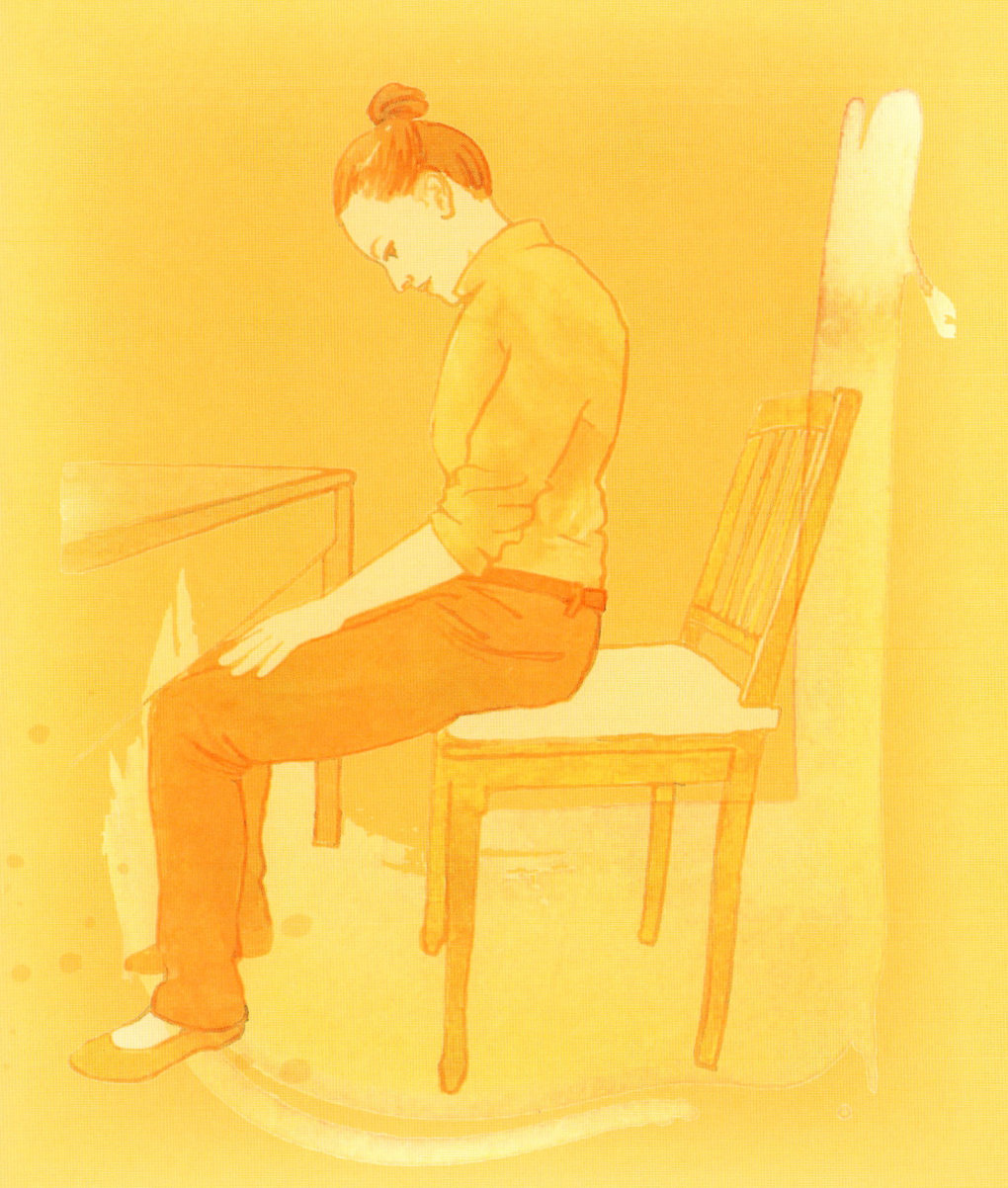

Schmerzfrei-Katzenbuckel

*Ihr Energiepegel tendiert gegen null, aber der **Tag ist noch nicht zu Ende?** Ein Rückenstretch hilft, macht den Kopf wieder klar und den Rücken wieder biegsam.*

1) Sie können die Übung im Sitzen oder Stehen durchführen.

2) Stemmen Sie Ihre Hände in die Hüften. Holen Sie tief Luft.

3) Mit dem Ausatmen krümmen Sie den oberen Rücken nach hinten (»Katzenbuckel«). Der untere Rücken bleibt dabei gerade, durch die Hände in den Hüften können Sie dies besser kontrollieren. Zugleich ziehen Sie den Bauch ein. Der Kopf neigt sich dabei leicht nach vorn, dies geschieht automatisch.

4) Halten Sie die Position, wenn möglich, zwei bis drei ruhige, tiefe Atemzüge lang. Atem zwischen die Schulterblätter lenken. Dann lösen.

,,Das Leben und dazu eine Katze,

das gibt

eine unglaubliche Summe.

Rainer Maria Rilke, deutscher Dichter

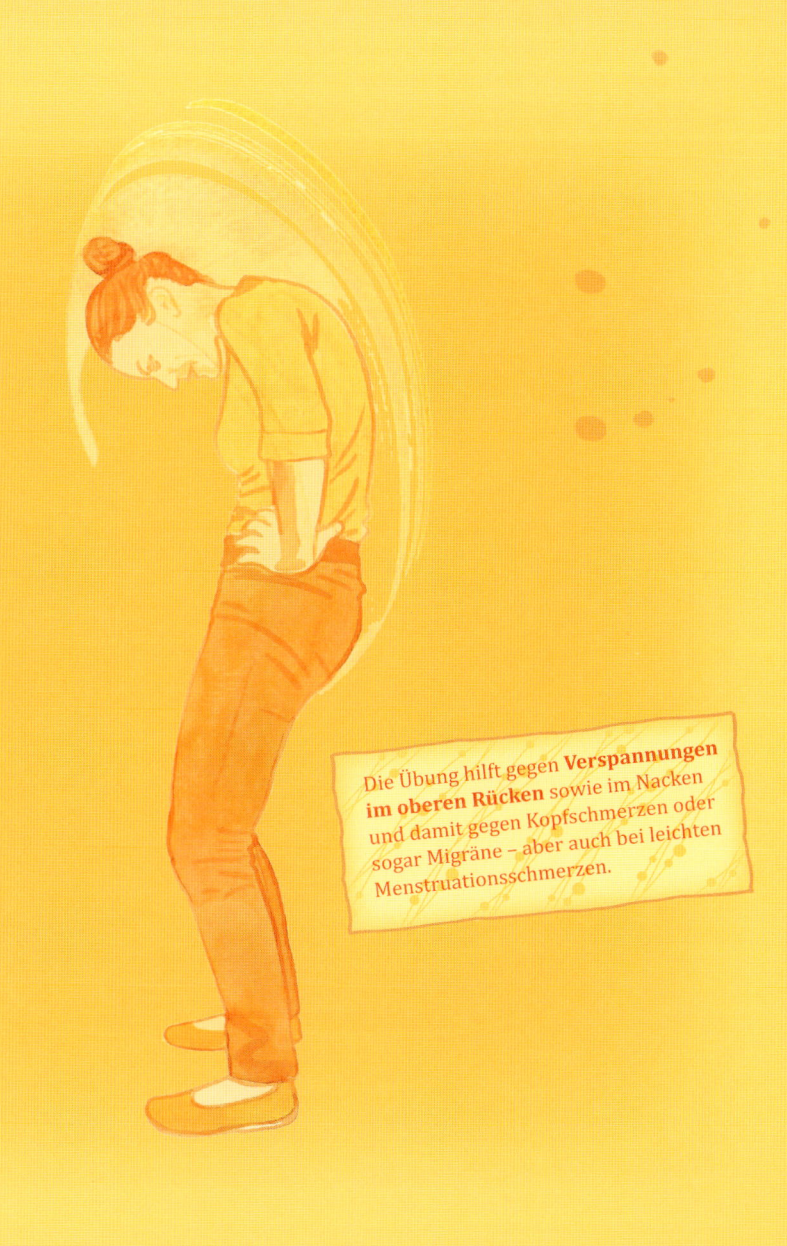

Die Übung hilft gegen **Verspannungen im oberen Rücken** sowie im Nacken und damit gegen Kopfschmerzen oder sogar Migräne – aber auch bei leichten Menstruationsschmerzen.

Hula-Hoop ohne Ring

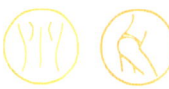

*Vor dem Drucker oder in der Warteschlange im Supermarkt: Lassen Sie Ihre Hüfte **locker kreisen**. Das entspannt und bessert die Laune.*

1) Stellen Sie die Füße etwa hüftbreit auseinander. Die Zehen zeigen nach vorn. Verteilen Sie Ihr Gewicht jetzt gleichmäßig auf beide Füße.

2) Stemmen Sie die Hände in die Hüften. Der Rücken ist dabei gerade, die Schultern sind locker und entspannt.

3) Beugen Sie nun das linke Knie ganz leicht an und verlagern Sie das Gewicht auf den rechten Fuß. Schieben Sie die rechte Hüfte nach außen.

4) Andere Seite: Das linke Knie strecken und das rechte Knie beugen, das Gewicht auf den linken Fuß verlagern und die Hüfte nach links schieben.

5) Beim nächsten Wechsel beschreiben Sie mit Ihrer Hüfte einen ganz kleinen Halbkreis nach hinten.

6) Beim folgenden Wechsel machen Sie einen kleinen Halbkreis nach vorne. Dazu schieben Sie das Becken leicht nach vorne.

7) Kreisen Sie noch dreimal in dieselbe Richtung. Dann Richtungswechsel, viermal in die andere Richtung.

8) Arme sinken lassen. Und nun sind Ihre Unterlagen hoffentlich gedruckt oder Sie sollten Ihre Waren aufs Band legen!

Die Übung lockert und entspannt den unteren Rücken und regt den **Energiefluss** im Körper an.

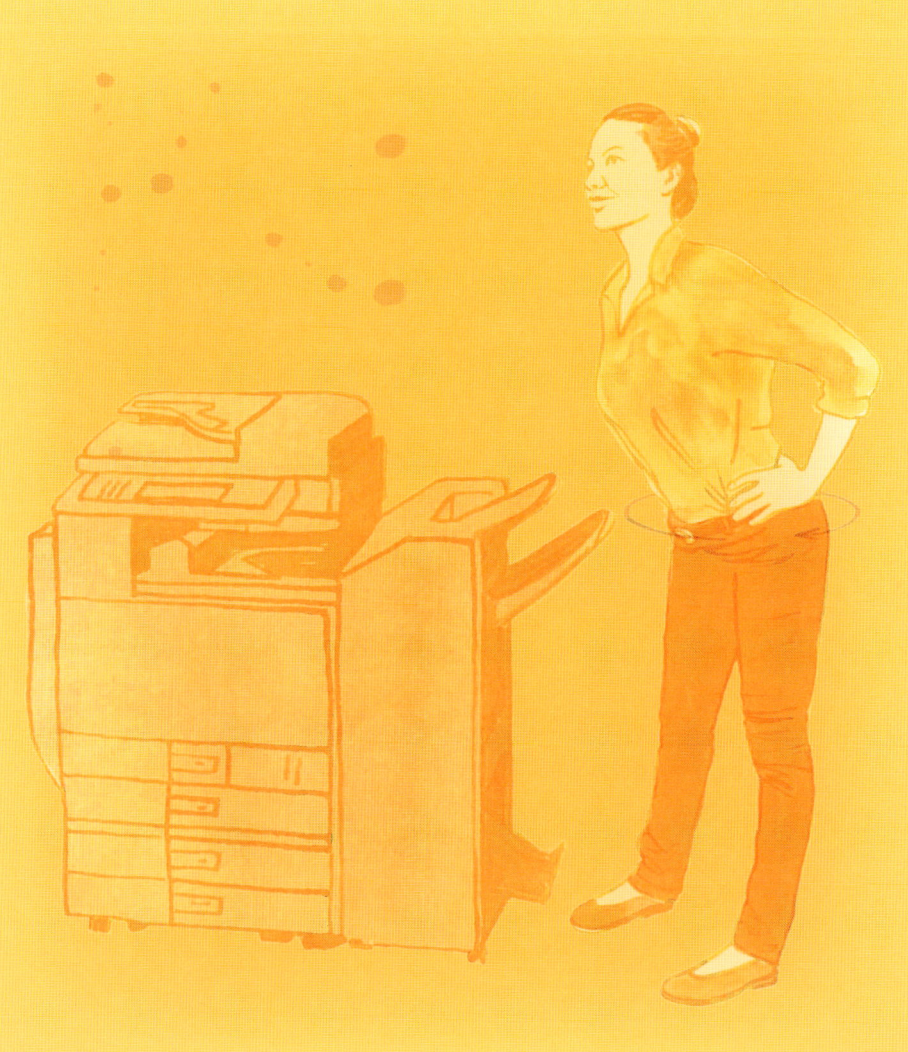

Ellbogen,
sei nicht ungezogen

*Sie müssen noch einen Bericht lesen oder eine gute Idee entwickeln? Aber die Luft ist raus? Der Armstretch **schafft Raum** für frische Kreativität!*

1) Heben Sie den rechten Arm und legen Sie die Handfläche in den Nacken. Der Ellbogen zeigt zur Decke.

2) Dann heben Sie den linken Arm, umfassen mit der Hand Ihren rechten Ellbogen und ziehen diesen ganz sanft und ohne zu reißen ein wenig weiter nach links.

3) Die rechte Hand im Nacken strebt leicht nach unten und fördert so den Stretch.

4) Lassen Sie die Spannung in den Schultern mit dem Ausatmen gehen.

5) Lösen Sie die Position auf und wiederholen Sie sie auf der anderen Seite: Heben Sie dazu den linken Arm, führen Sie die linke Hand in den Nacken und der linke Ellbogen zeigt jetzt zur Decke.

6) Mit der rechten Hand umfassen Sie von oben den linken Ellbogen und ziehen wieder sanft und ohne zu reißen daran.

7) Atmen Sie ruhig. Lösen Sie die Haltung auf und lassen Sie die Arme an den Seiten locker herunterhängen.

> **„** Niemand ist **frei**,
> der über **sich selbst** nicht Herr ist. **"**
>
> *Matthias Claudius, deutscher Dichter*

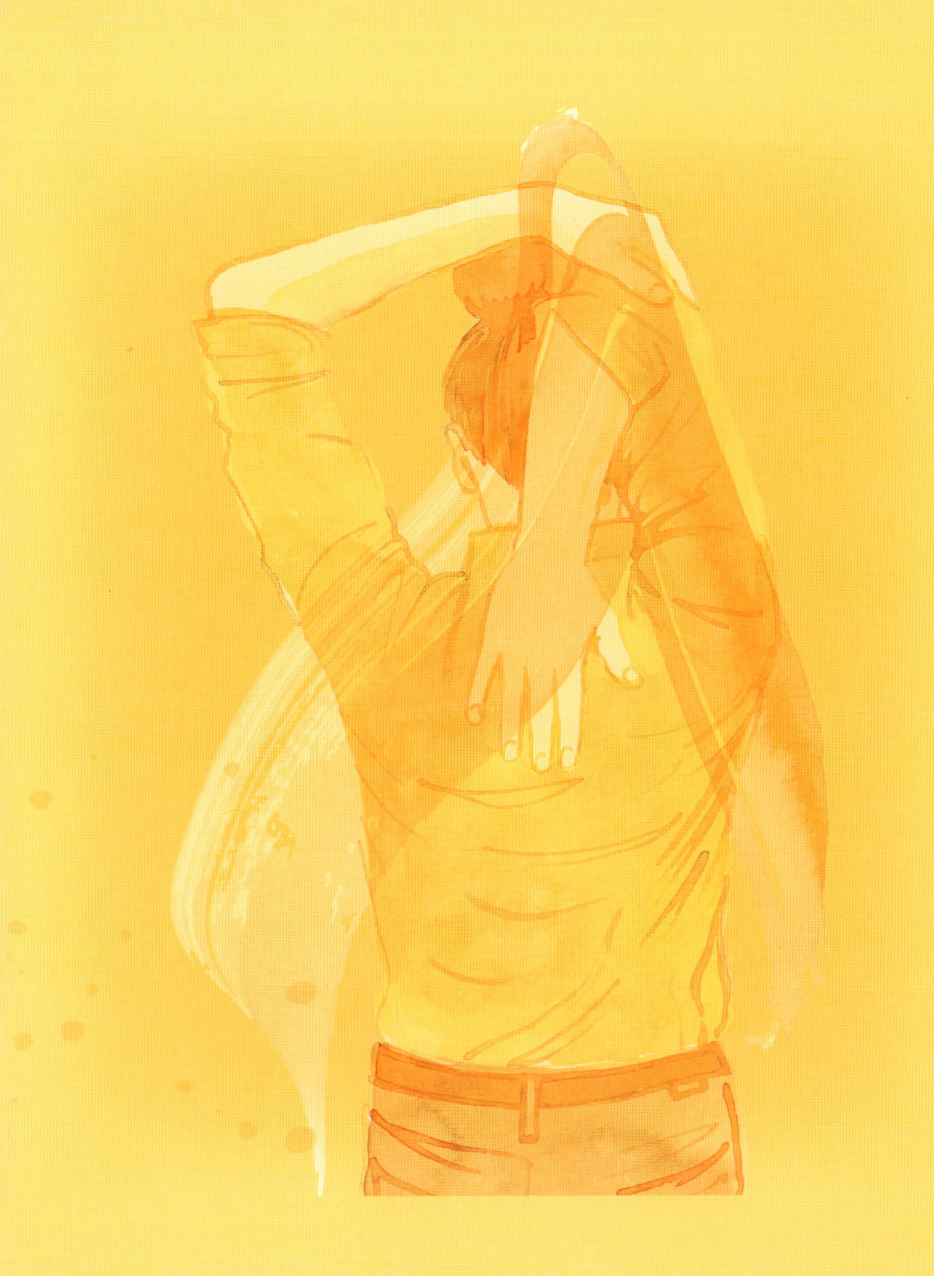

Warten auf die Öffnungszeit

*Sie sitzen im Meeting, im Wartezimmer beim Arzt oder beim Frisör. Der ideale Moment für einen entspannenden Hüftöffner. Das Beste daran: **Keiner merkt's**, weil der Unterschied zur normalen Sitzhaltung minimal ist.*

1) Stellen Sie das linke Bein im rechten Winkel auf oder lassen Sie es aufgestellt.

2) Legen Sie den rechten Fußknöchel auf das linke Knie. Genauer gesagt: Die Mulde, die Sie knapp oberhalb des rechten Knöchels fühlen können, direkt hinter der Kniescheibe auf das Knie legen.

3) Lassen Sie das rechte Knie langsam und vorsichtig sinken. Folgen Sie dabei gegebenenfalls dem Meeting aufmerksam oder blättern Sie weiter in einer Klatschzeitschrift. Bei Bedarf können Sie das Knie mit den Händen halten.

4) Nehmen Sie die Dehnung in Knie und rechter Hüfte wahr – Dehnung ist gut, Schmerz ist schlecht!

5) Atmen Sie langsam und ruhig. Sie können sich vorstellen, den Atem direkt in Ihr rechtes Hüftgelenk hineinzuschicken. Der Rücken bleibt aufrecht und gerade. Beide Sitzhöcker sind gleichmäßig belastet. Halten Sie die Position 30 Sekunden bis eine Minute.

6) Wechseln Sie die Seite und wiederholen Sie die Übung. Spüren Sie, wie unterschiedlich sich die beiden Körperhälften anfühlen.

7) Machen Sie im Meeting jetzt einen klugen Vorschlag oder lesen Sie beim Arzt oder Frisör in Ruhe das Horoskop. Halten Sie die Position auf dieser Seite genauso lange wie auf der anderen.

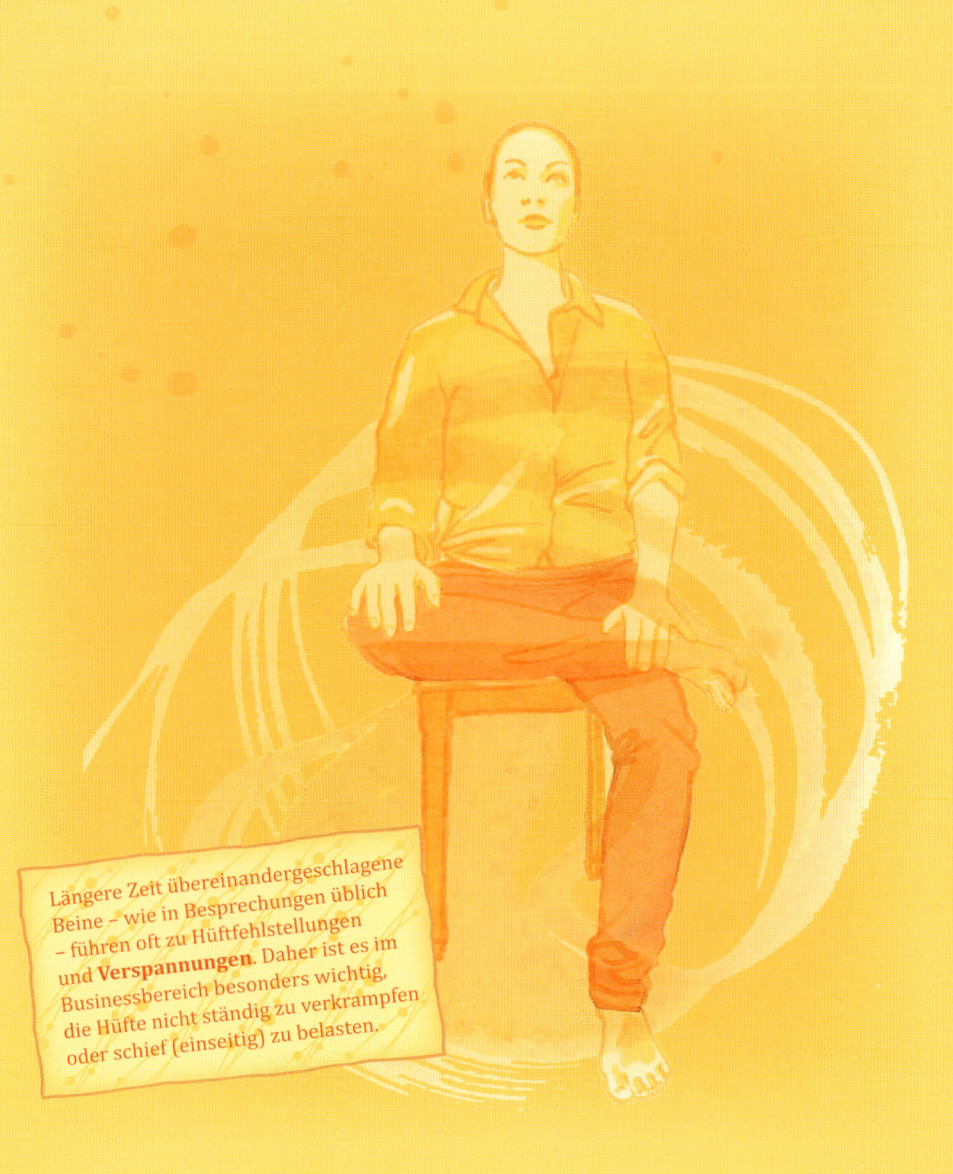

Längere Zeit übereinandergeschlagene Beine – wie in Besprechungen üblich – führen oft zu Hüftfehlstellungen und **Verspannungen**. Daher ist es im Businessbereich besonders wichtig, die Hüfte nicht ständig zu verkrampfen oder schief (einseitig) zu belasten.

Finger-Yoga

*Ob am Handy oder am Computer – wir tippen **stundenlang** wie die Verrückten. Dabei verspannen auf die Dauer unsere Hände und Finger. Mit etwas Pech kann sogar ein **Karpaltunnelsyndrom** drohen.*

1) Während Sie sowieso gerade darüber nachdenken, was Sie als Nächstes schreiben, spreizen Sie die Finger über der Tastatur. Atmen Sie dabei tief ein.

2) Falls niemand zusieht, öffnen Sie den Mund weit oder gähnen Sie.

3) Ballen Sie nun die Hände zu Fäusten.

4) Locker lassen, weiterschreiben.

Übungsvariante

Sie können die Übung noch ein bisschen erweitern:

1) Legen Sie die Handflächen vor der Brust wie zum Gebet aneinander und kreisen Sie langsam und vorsichtig mit den Handgelenken.

2) Strecken Sie die Arme aus und lassen Sie die Hände schlaff hängen.

3) Refokussieren Sie den Blick: Schauen Sie über Ihren Bildschirm hinweg oder daran vorbei in die Ferne. Das trainiert und entlastet gleichzeitig die computermüden Augen.

Immer noch keine **Idee**? Machen Sie den Rechner aus und gehen Sie in die Pause, nach Hause oder ins Bett!

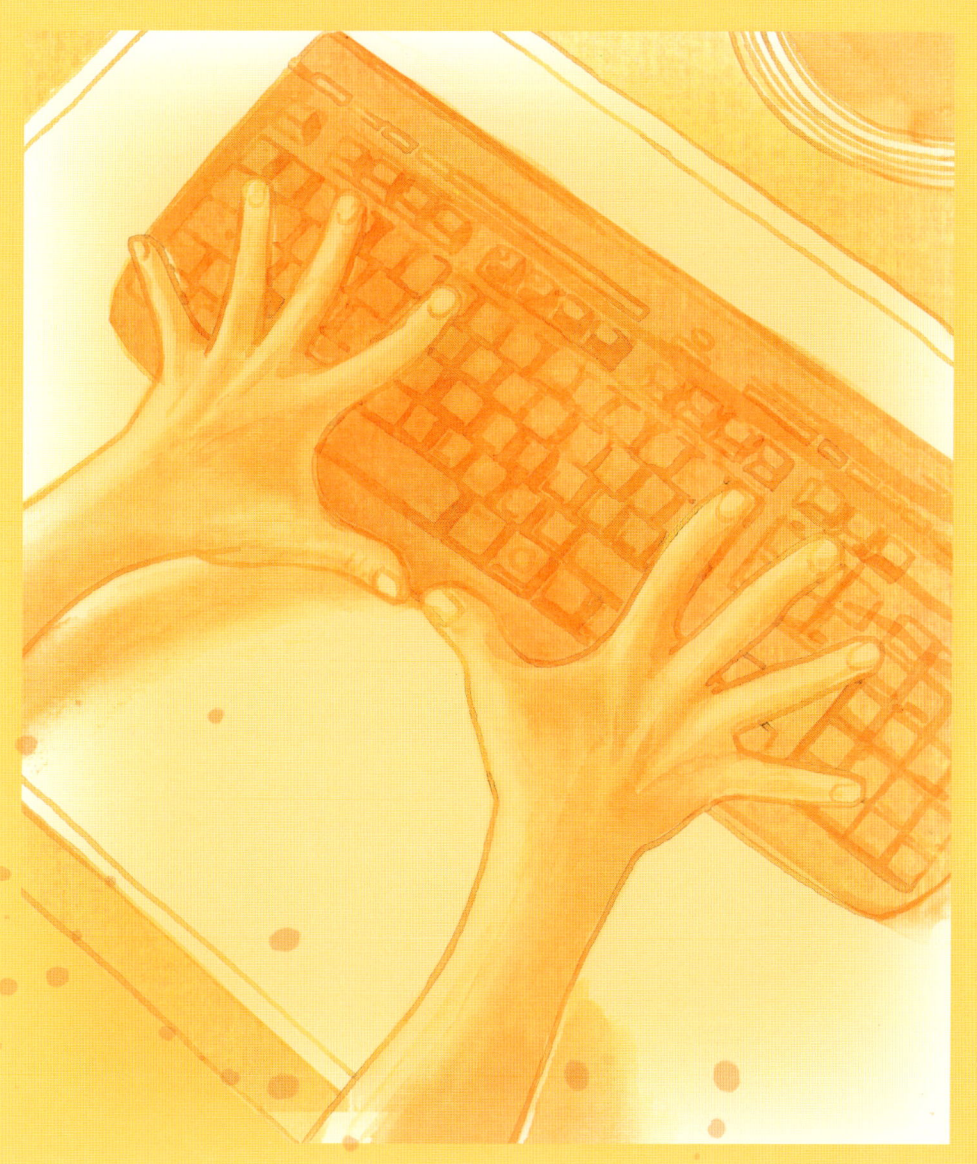

Flotter Facelift

*Gutes Aussehen ist ein **Karrierekick**. Lösen Sie mit den Fingern ganz nebenbei die Anspannungen im Gesicht!*

1) Stützen Sie die Ellbogen auf und legen Sie Ihren Kopf auf die Fingerspitzen.

2) Massieren Sie Ihre Kiefergelenke.

3) Dann kommen der Unterkiefer und das Kinn an die Reihe.

4) Es folgen Wangen und Schläfen.

5) Und die Schultern die ganze Zeit schön locker lassen.

> **"** Jeder Mensch trägt einen Zauber im Gesicht: Irgendeinem gefällt er. **"**
>
> *Friedrich Hebbel, deutscher Dichter*

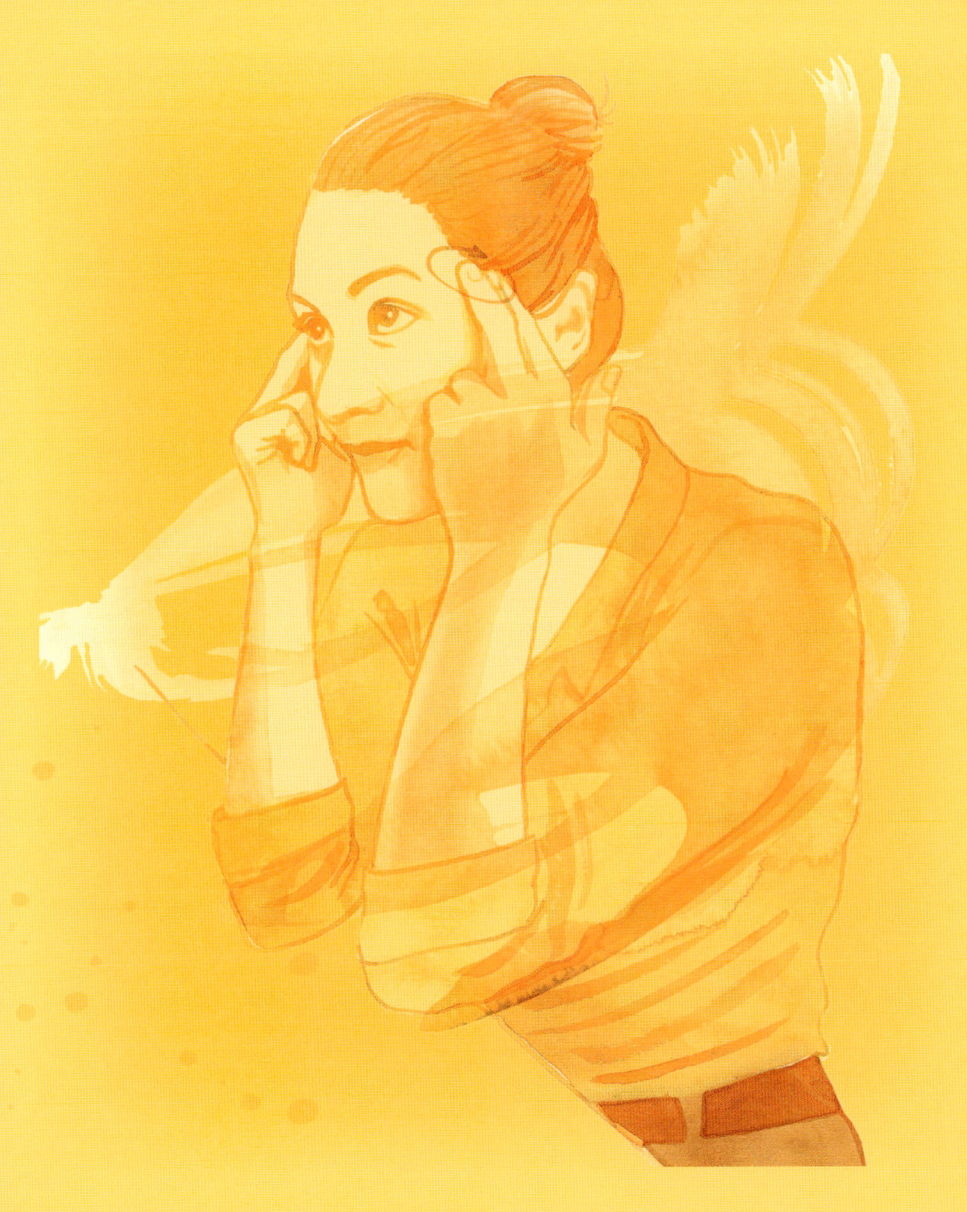

Kontraindikation

*Dem **Entspannungswahn** die Stirn bieten! Denn es kann ganz entspannend sein, sich nicht entspannen zu müssen.*

1) Sind Sie gestresst, angespannt oder gerade völlig genervt?

2) Okay.

3) Atmen Sie tief ein. Beim Ausatmen versuchen Sie … gar nichts. Jedenfalls versuchen Sie eines jetzt ganz bestimmt nicht: sich zu entspannen.

4) Alles bleibt, wie es ist. Sie entscheiden sich nur gegen den allgemeinen Entspannungsstress. Das ist Ihr gutes Recht!

Kontraintuitiv? Vielleicht! Kontraproduktiv? Keineswegs! Im Yoga geht es um das Vermeiden von Extremen: Perfekte Instant-Entspannung gibt es nicht – nur **jeden Tag neue Schritte** auf einem Weg, dessen Ziel allein darin besteht, ihn zu gehen. Zum Relaxen kann man sich genauso wenig zwingen wie zum Schlafen. Aber wer sich nicht mehr entspannen muss, sondern es einfach kann, dem fällt es leichter.

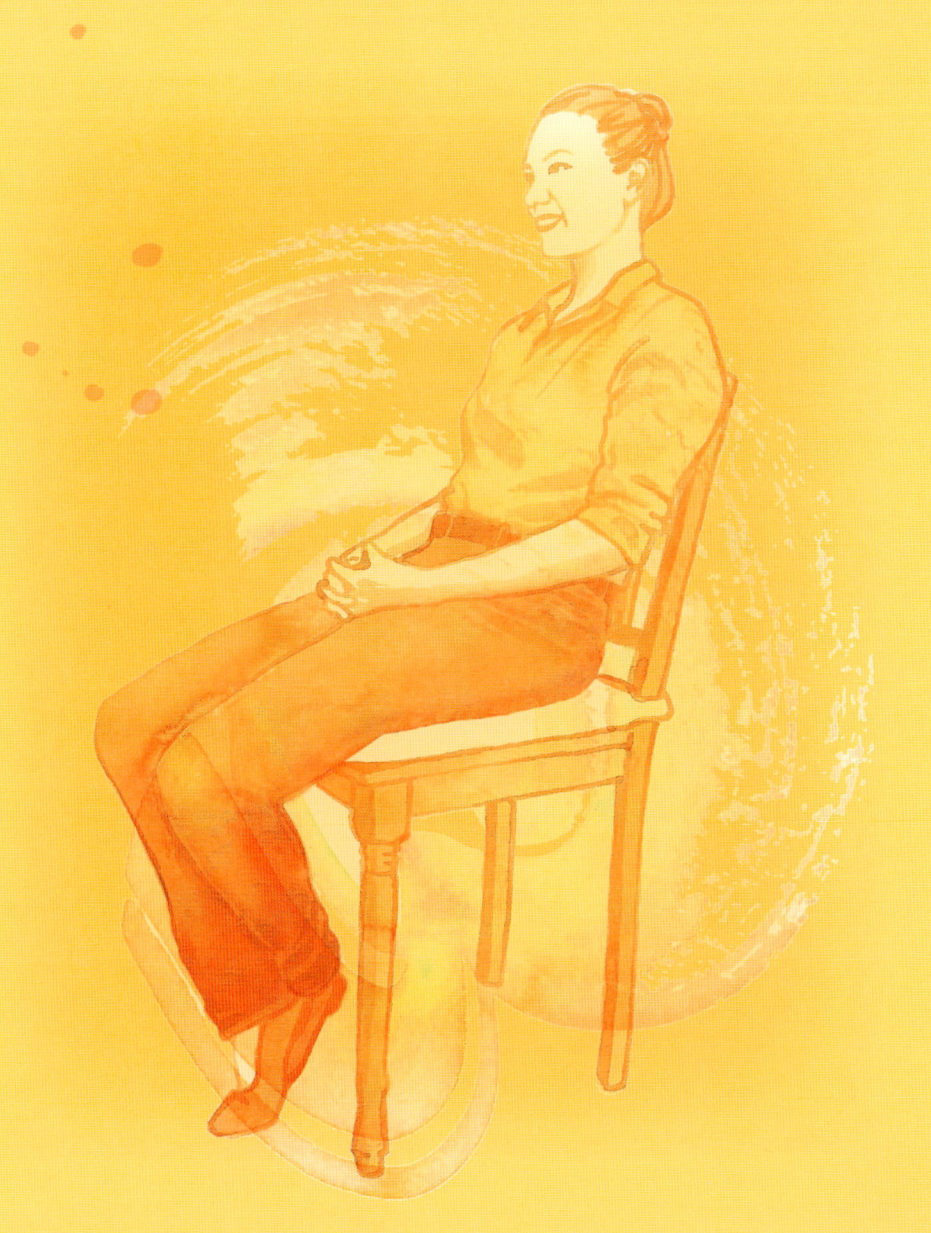

Einfach göttlich

*Nur noch fünf Minuten **liegen bleiben!** So geht das jeden Morgen ... Machen Sie das Beste aus der Zeit im Bett.*

1) Im Bett, auf dem Rücken liegend, die Füße aufstellen, sodass die Knie zur Decke zeigen. Nach Bedarf noch ein kleines Kissen in den unteren Rücken schieben, um die Entspannung zu erleichtern.

2) Knie zur Seite sinken lassen, die Fußsohlen liegen aneinander.

3) Einige Atemzüge in dieser Haltung bleiben. Dabei über den bevorstehenden oder vergangenen Tag nachdenken: Was war oder wird toll? Worauf haben Sie Ihre Aufmerksamkeit gerichtet (oder worauf wollen Sie sie richten)?

4) Mithilfe der Hände die Knie wieder hochklappen, den ganzen Körper auf die Seite drehen und aufstehen.

” Wenn man seine Ruhe
nicht in sich findet, ist es zwecklos,
sie andernorts zu suchen.

Francois de La Rouchefoucauld, französischer Politiker und Literat

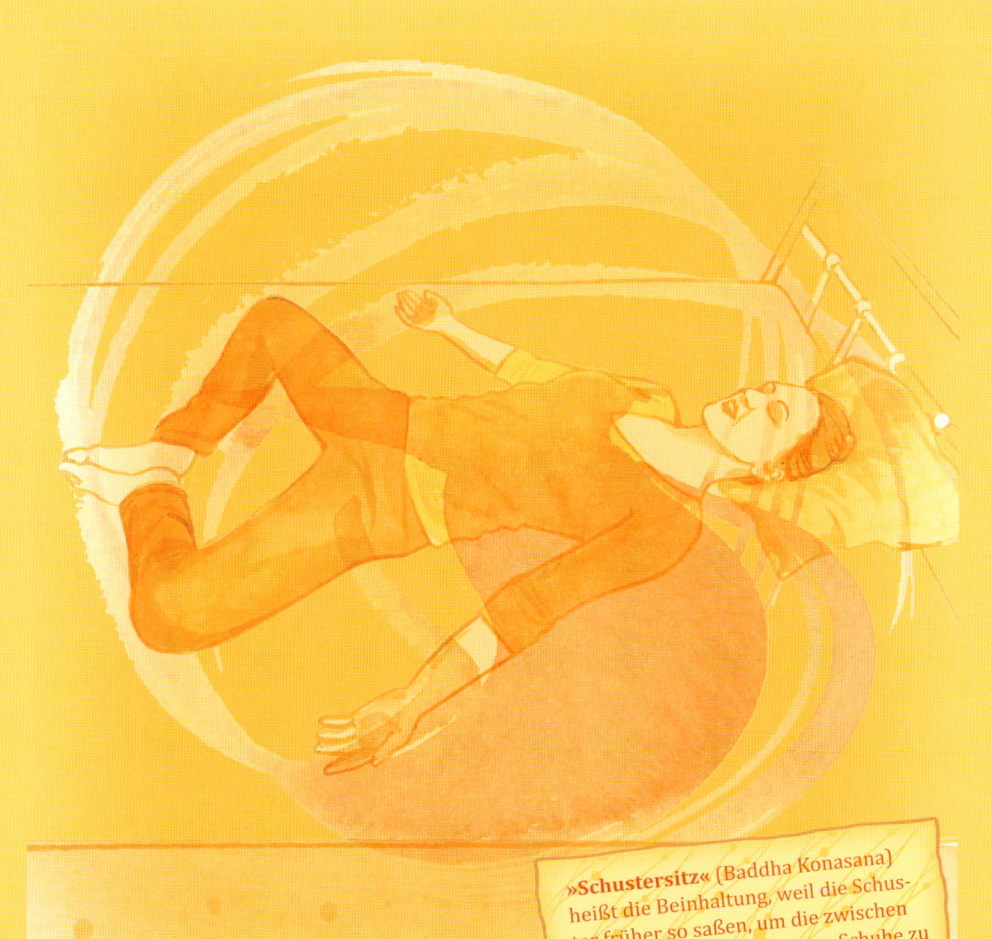

»Schustersitz« (Baddha Konasana) heißt die Beinhaltung, weil die Schuster früher so saßen, um die zwischen ihren Füßen eingeklemmten Schuhe zu reparieren.

Ab in die Tiefe

*Manchmal will man **einfach nur entspannen.** Mit diesem kleinen Trick geht es noch leichter!*

1) Legen Sie sich auf dem Sofa oder im Bett auf den Rücken, um zu lesen oder Musik zu hören.

2) Schieben Sie eine kleine Kissenrolle oder eine zusammengerollte Decke unter die Knie.

3) Lassen Sie Beine und unteren Rücken vollkommen locker!

„ Die größten Ereignisse sind nicht unsere lautesten, sondern unsere stillsten Stunden. **„**

Friedrich Wilhelm Nietzsche, deutscher Philosoph

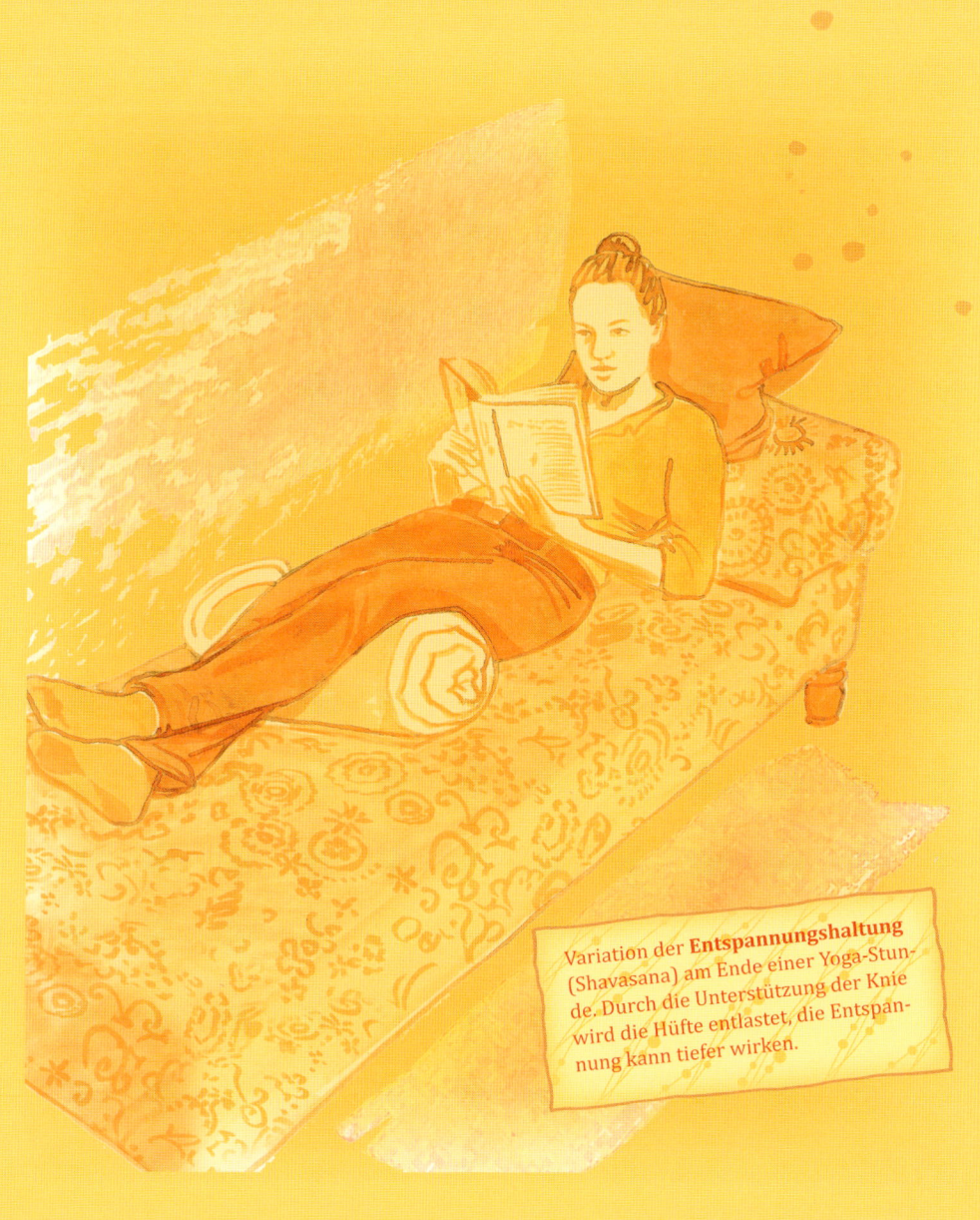

Variation der **Entspannungshaltung** (Shavasana) am Ende einer Yoga-Stunde. Durch die Unterstützung der Knie wird die Hüfte entlastet, die Entspannung kann tiefer wirken.

Minimale Höchstspannung

*Wie löst man unangenehme Muskelverhärtungen? Durch **Übertreibung** und anschließendes Loslassen.*

1) Fühlen Sie in Ihren Körper hinein. Wo empfinden Sie Anspannung? Im Sitzen sind es oft die Schultern, im Liegen der Po und der untere Rücken.

2) Spannen Sie diese Körperpartie (und nur diese!) noch stärker an. Ziehen Sie die Schultern hoch, so weit es geht, oder kneifen Sie die Pobacken zusammen.

3) Halten Sie die Spannung, wenn es Ihnen möglich ist, für zwei oder drei Atemzüge.

4) Lassen Sie dann mit dem Ausatmen locker – und genießen Sie die folgende tiefe Entspannung. Spüren Sie, wie weit Ihre Schultern nach unten sinken oder wie Sie schwer auf Matratze oder Boden liegen.

5) Atmen Sie mindestens einmal ganz tief ein und aus. Das hört sich an wie ein glückliches Seufzen.

Mini-Version der **Progressiven Muskelentspannung**, mit der manche Yoga-Lehrer ihre Stunden beginnen oder auch beenden.

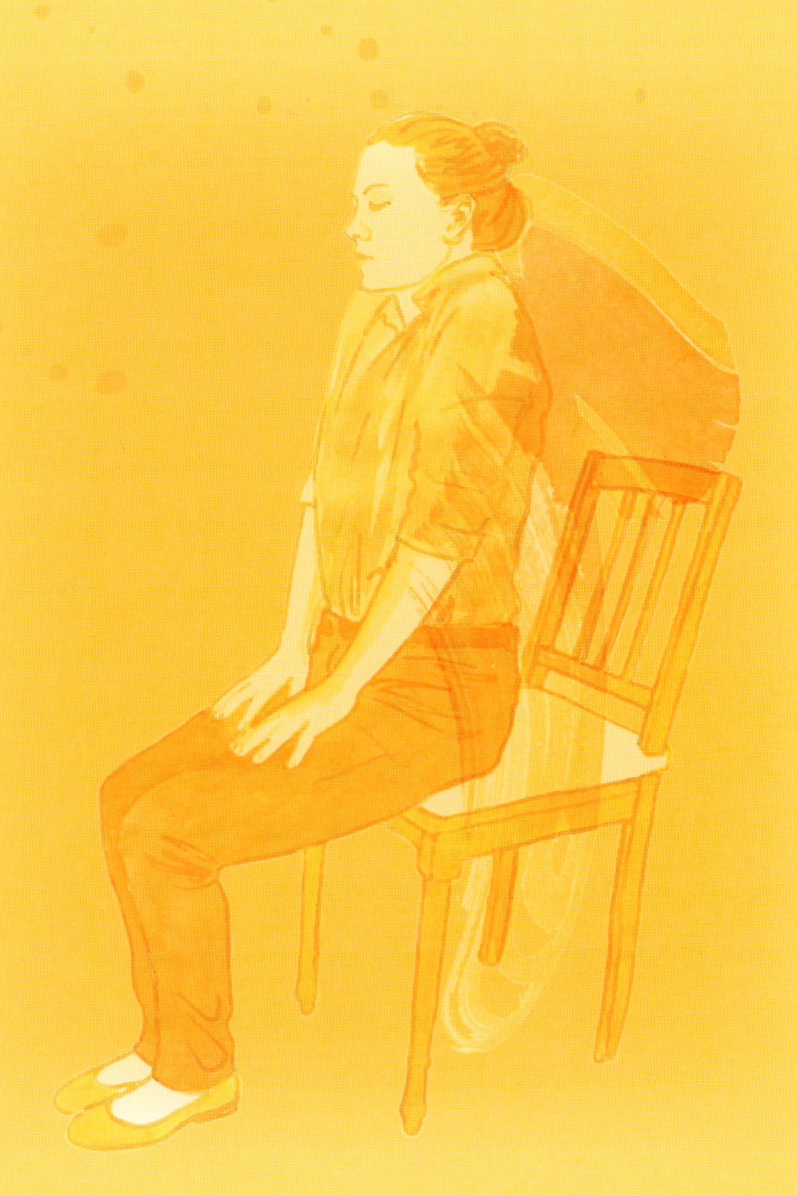

Klarheit

Kennen Sie das? Ihre geistige To-do-Liste für den heutigen Tag, diese Woche, diesen Monat ist so überwältigend lang, dass Sie sich am liebsten gleich wieder ins Bett verkriechen wollen! Dabei helfen die Fragen: Was muss zuerst erledigt werden? Was ist mir wichtig im Leben? Wie bekomme ich meine Wünsche und Wirklichkeit in Einklang? Weil Yoga-Übungen im buddhistischen Glauben eine Vorstufe der meditativen Erleuchtung darstellen, können sie helfen, die richtigen Antworten zu finden, die zu Ihnen und Ihrer Lebenssituation passen.

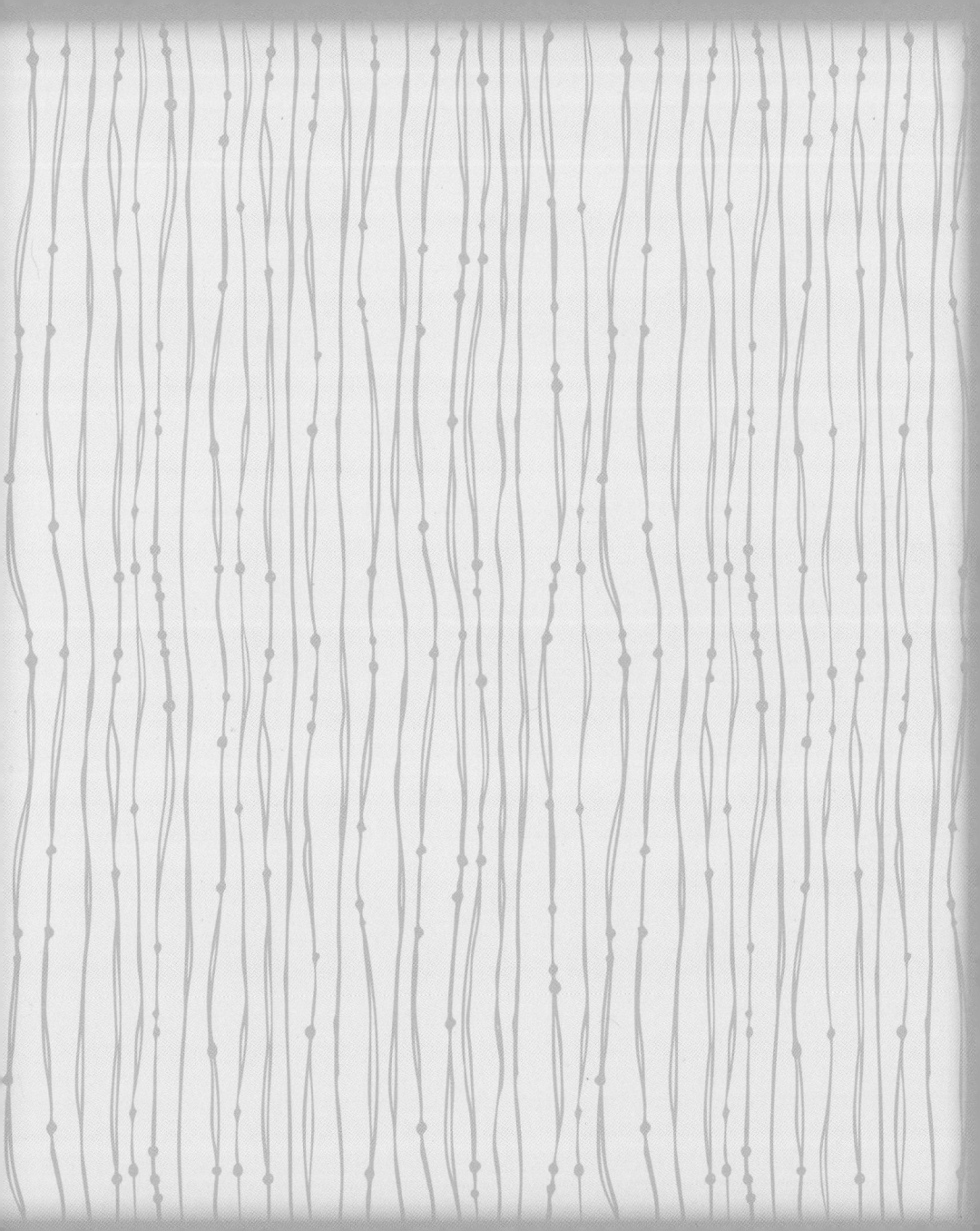

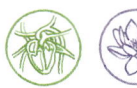

Seelenruhig atmen

Panik! *Kind krank, Job in Gefahr, Flieger verpasst, verspätet durch Stau ...*
Gründe für Angstattacken im Alltag gibt's genug. Was tun?

1) Klingt einfacher, als es ist: Atmen Sie ein. Ganz lang und tief.

2) Halten Sie den Atem kurz an und ziehen Sie den Nabel etwas ein.

3) Atmen Sie langsam wieder aus.

4) Wiederholen Sie dies einige Male in Ihrem Rhythmus.

Ja - hinterher ist alles noch genau so wie vorher. Es fühlt sich aber nicht mehr **ganz so schlimm** an.

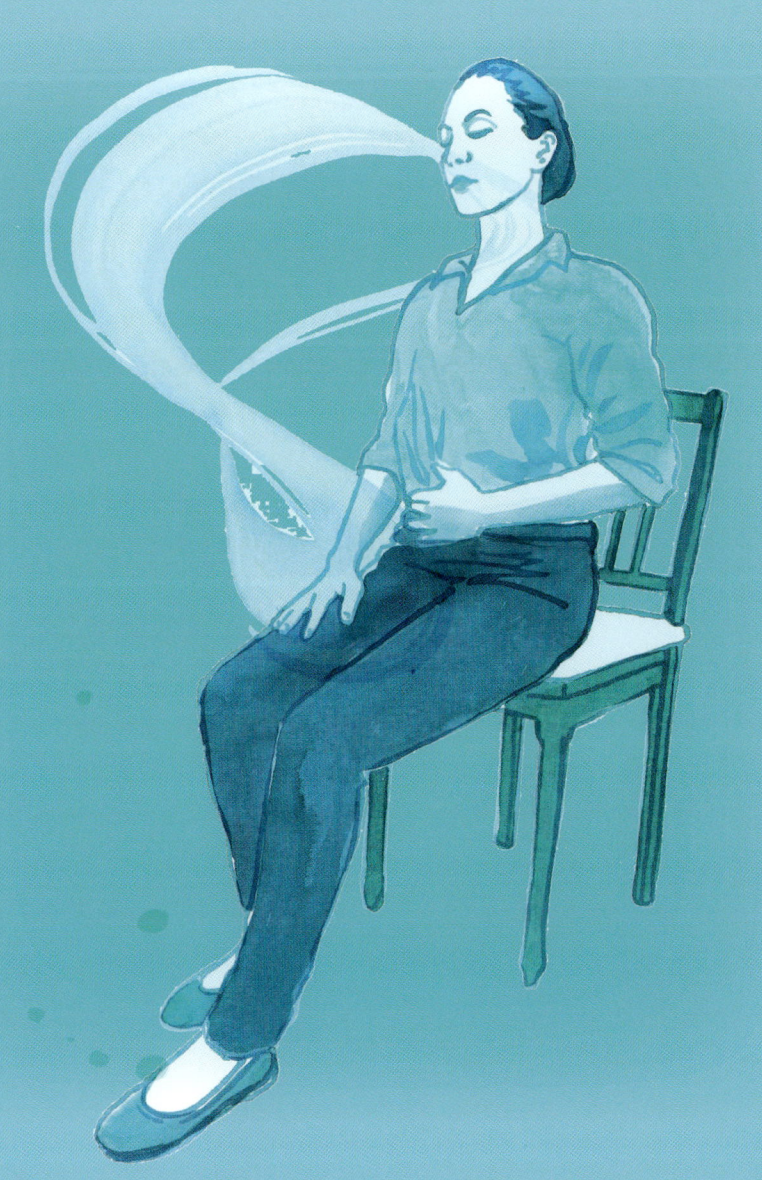

Ich hab 'nen kleinen Vogel

*Eine witzige Übung, die **wach macht** und hilft, nach Tagträumen, die die Konzentration flöten gehen lassen, oder auch nach sorgenvollen Überlegungen wieder in der Gegenwart anzukommen.*

1) **Spitzen Sie** die Lippen.

2) **Atmen Sie** nun fünf Atemzüge schnell durch Ihren kleinen »Vogelschnabel« ein und aus.

3) **Öffnen Sie** dabei, wenn möglich, die Augen weit.

4) **Lassen Sie** danach die Lippen und die Augen locker, atmen Sie tief aus. Genießen Sie den Sauerstoffschub!

> „ Was nützt die Freiheit des **Denkens**, wenn sie nicht zur Freiheit des **Handelns** führt. "
>
> *Jonathan Swift, irischer Autor*

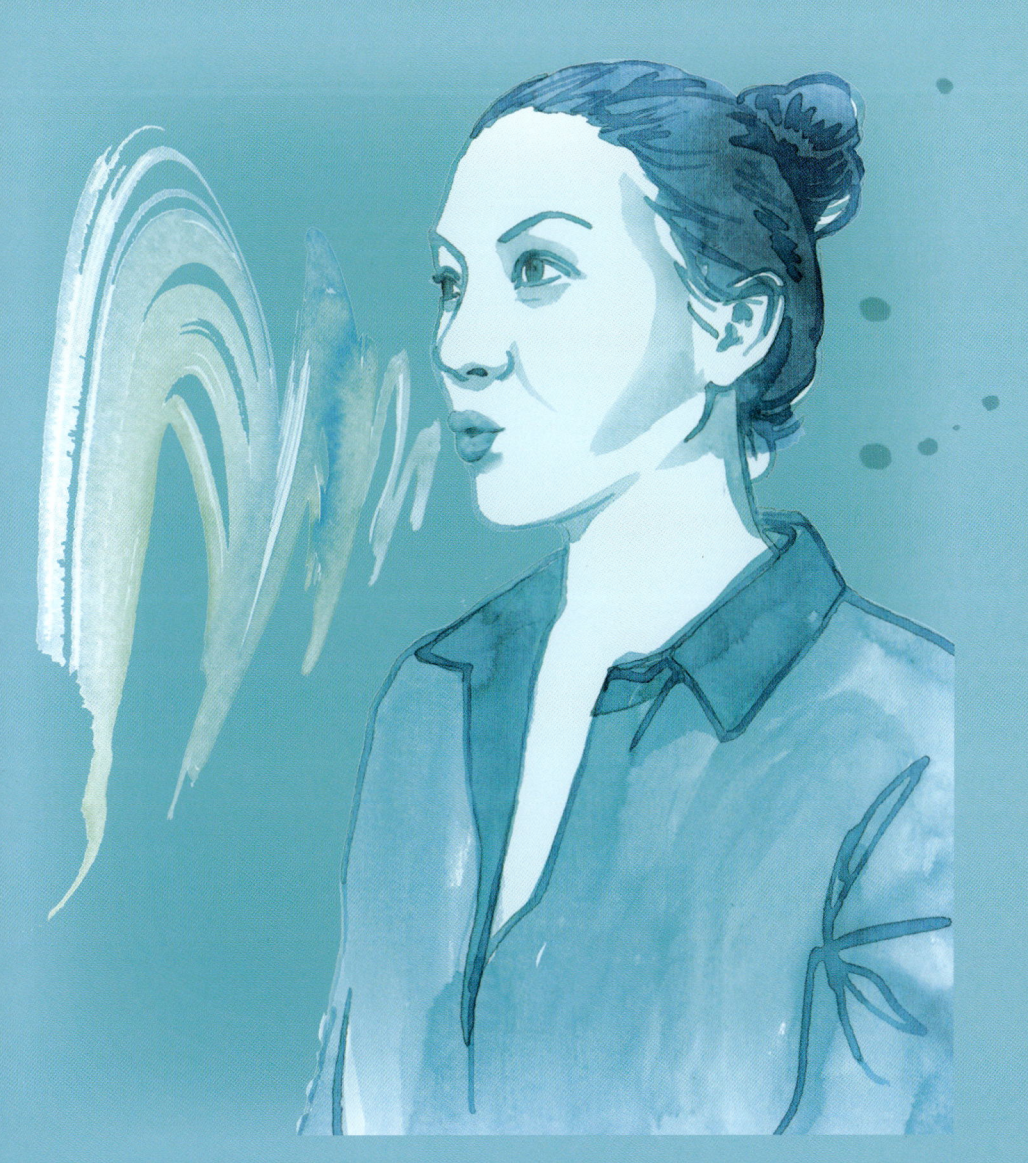

Schnelle Hilfe für das Oberstübchen

*Es ist wieder so ein Tag. Nichts als Stress. Zu viel zu tun, zu wenig Zeit. Eine **einfache Akupressurübung** kann uns wenigstens vor den anschließenden Bonus-Kopfschmerzen bewahren.*

1) Legen Sie Ihre Zeigefinger knapp oberhalb Ihrer Augenbrauen auf die Stirn. Schließen Sie die Augen.

2) Pressen Sie die Finger gegen die Stirn. Halten Sie den Druck aufrecht.

3) Schließen Sie die Augen und atmen Sie tief und ruhig: Ein – aus. Ein – aus.

4) Lassen Sie die Schultern bei der Ausatmung bewusst sinken.

5) Lösen Sie nach mindestens fünf tiefen Atemzügen beim Ausatmen die Finger von der Stirn und schlagen Sie die Augen langsam und bewusst auf.

Wenn Sie am Schreibtisch sitzen und die Ellbogen aufstützen, sieht die Übung aus, als wenn Sie **konzentriert** über ein wichtiges Problem nachdenken.

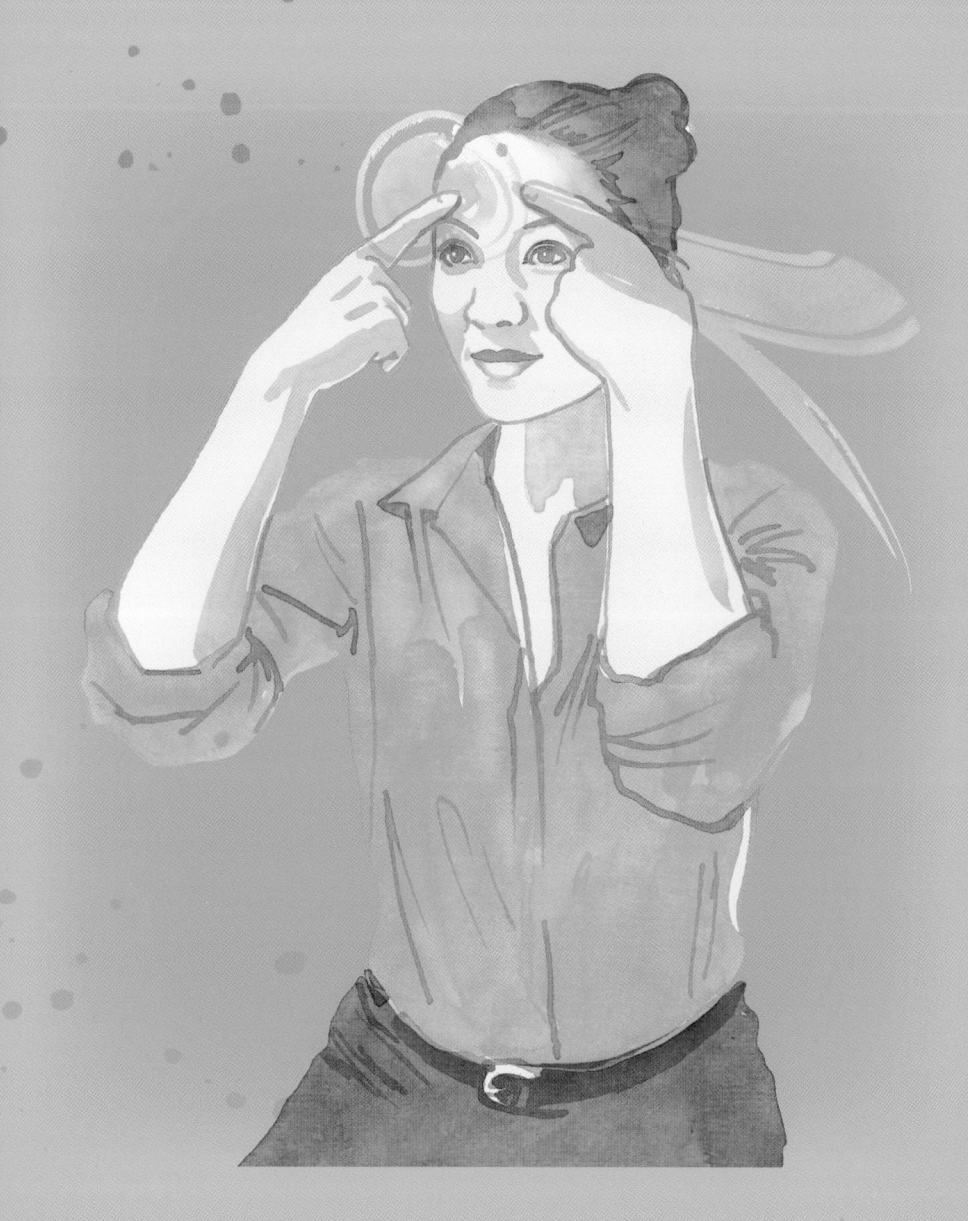

Weitsicht beweisen

*Zu lange auf den **Bildschirm gestarrt?** Diese einfache Augenübung hilft!*

1) Schauen Sie über Ihren Monitor hinweg (am besten aus dem Fenster) in die Ferne.

2) Richten Sie dann den Blick auf einen Gegenstand in der Nähe, zum Beispiel auf Ihre Hände oder Ihre Tastatur.

3) Schauen Sie wieder über den Bildschirm auf den am weitesten entfernt liegenden Gegenstand in Ihrem Blickfeld.

4) Und jetzt noch einmal auf etwas, das sich ganz in Ihrer Nähe befindet, vielleicht den Markennamen auf dem Rand Ihres Monitors oder auf Ihre Telefontastatur.

5) Atmen Sie tief ein, lassen Sie den Atem langsam ausströmen.

Übungsvariante

1) Sie können die Übung auch im Freien durchführen. Strecken Sie dazu einen Arm aus und recken Sie den Daumen in die Höhe.

2) »Springen« Sie nun mit dem Blick von Ihrem Daumen in die Ferne, wieder zu Ihrem Daumen, wieder in die Ferne und so weiter.

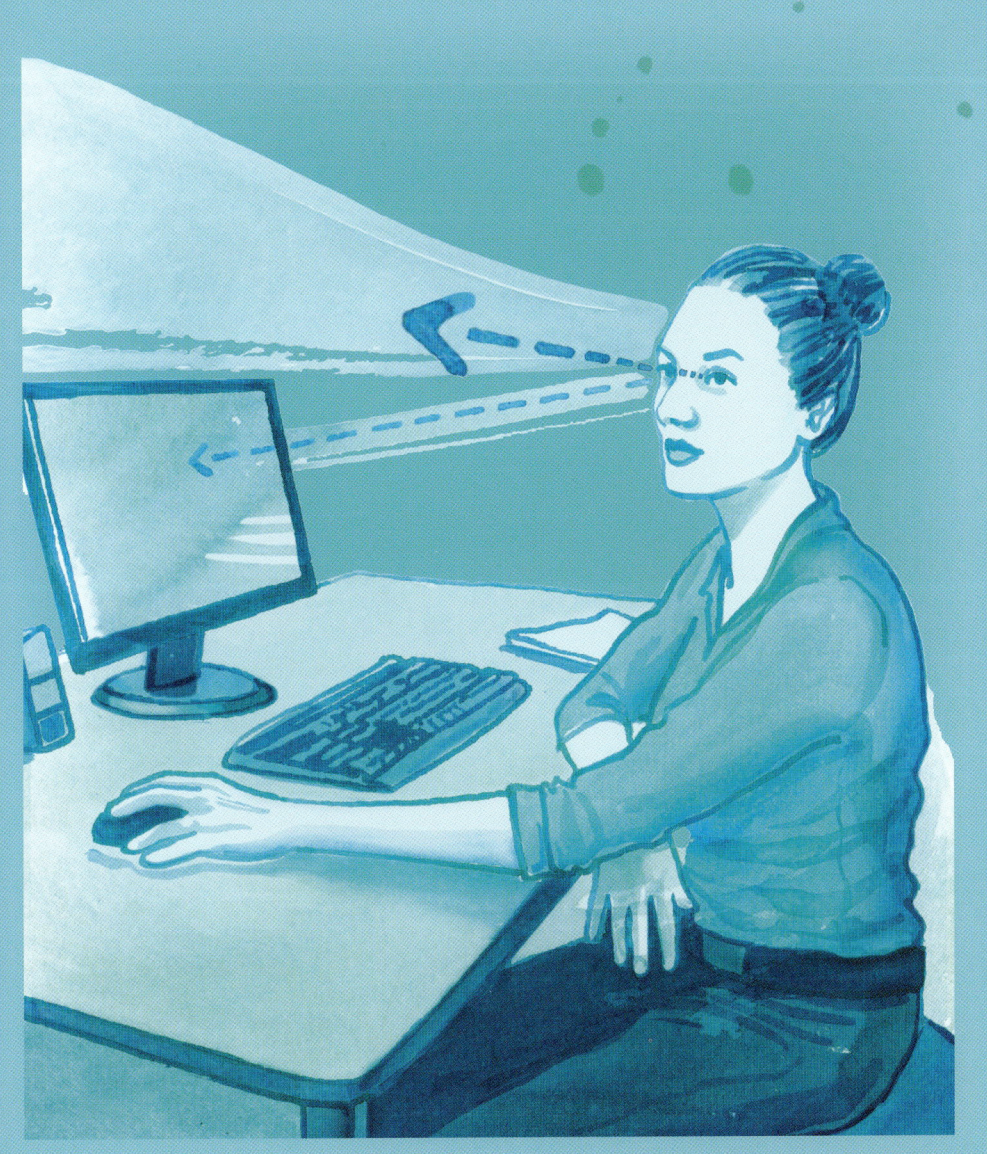

Mal kurz durchdrehen

*Kleine **Lockerungsübung für die Augäpfel,** um weiter alles im Blick zu behalten. (Nicht ganz) ideal für Meetings mit ungeliebten Kollegen.*

---

1) **Schauen Sie** mit beiden Augen ganz konzentriert zur linken Seite.

2) **Dann, ohne** den Kopf zu bewegen, nach rechts. Nach links. Nach rechts.

3) **Wechseln Sie** noch ein paar Mal die Blickrichtung.

4) **Dann schauen** Sie mit beiden Augen – wieder, ohne den Kopf zu bewegen – nach oben. Nach unten. Oben. Unten.

5) **Einige Male** wiederholen.

6) **Nun können** Sie die Übung beenden, wenn Sie möchten. Oder Sie kreisen mit Ihrem Blick einige Male zuerst nach links, dann nach unten, nach rechts, nach oben, nach links – und anschließend einige Male in die umgekehrte Richtung. Schließen Sie, wenn möglich, für einen Moment die Augen und genießen Sie die Pause.

> **„**
> Alles, was du sehen kannst, hat seine Wurzeln in der
> **unsichtbaren Welt.**
> Es mögen sich die **Formen** ändern,
> das **Wesen** bleibt dasselbe.
> **"**
>
> *Rumi, persischer Dichter*

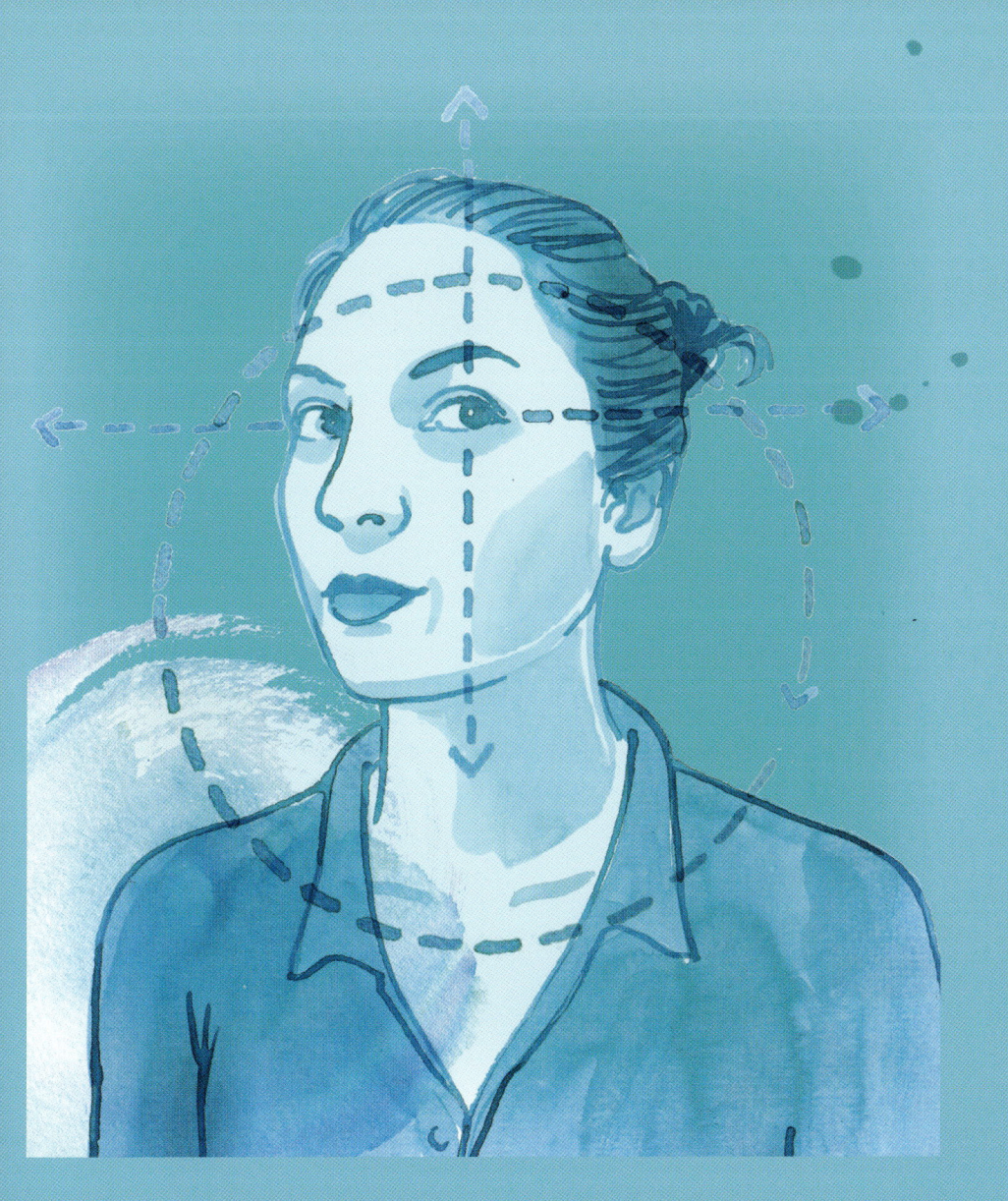

Das bisschen Haushalt ...

*An manchen Tagen versuchen wir zehnmal, ein Schloss mit dem falschen Schlüssel aufzuschließen, bevor wir **genau hinsehen.** Das zu ändern kann man üben!*

1) Beim Abwaschen im Spülbecken bewusst Handgelenke und Finger einsetzen.

2) Fahren Sie die Form des Tellers, des Topfs oder Glases genau nach.

3) Achten Sie ganz bewusst darauf, wie sich anfühlt, was Sie gerade tun.

Übungsvariante

1) Die achtsame Sichtweise lässt sich auf alle Alltagstätigkeiten ausdehnen, die wir oft vertagen, verschieben oder automatisiert nebenbei erledigen: zum Beispiel Staubsaugen, Rasenmähen, Haarebürsten, Zähneputzen, ...

2) Konzentrieren Sie sich genau auf Ihre Bewegungen, damit locken Sie Ihr Hirn ins Jetzt (und lockern noch ein paar Gelenke nebenbei).

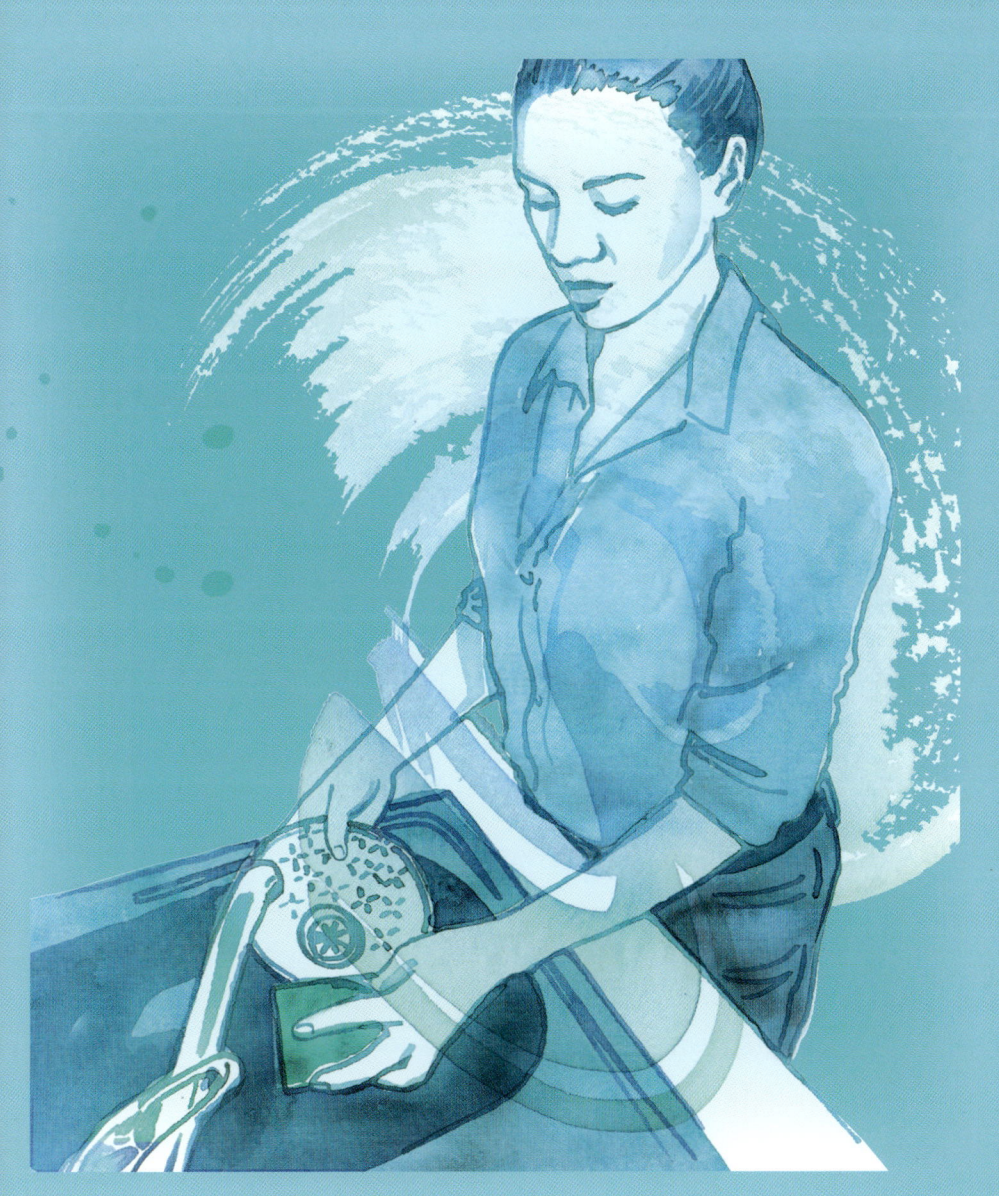

Minzbonbon für die Seele

*Unser Atem **bringt Energie** in den Körper. Und während wir Mails lesen oder auf einen Rückruf warten, können wir den Turbo einlegen!*

1) Atmen Sie durch die Nase aus.

2) Halten Sie mit dem rechten Daumen das rechte Nasenloch zu und atmen Sie durch das linke Nasenloch ein.

3) Halten Sie nun das linke Nasenloch mit dem rechten Zeigefinger zu und atmen Sie durch das rechte aus und wieder ein.

4) Nun Seitenwechsel: Rechtes Nasenloch zuhalten, durch das linke ausatmen und wieder einatmen.

5) Seitenwechsel: Links zuhalten, rechts ausatmen, rechts einatmen … und so weiter. Immer auf einer Seite ausatmen, dann einatmen, dann Seitenwechsel.

6) Auf diese Weise weiteratmen, solange es Ihnen angenehm ist. Sechs Wiederholungen (also zwölf Atemzüge) reichen, um einen Effekt zu spüren.

7) Übung mit einem Ausatmen auf der linken Seite beenden. Danach normal und ruhig weiteratmen.

Der »**Wechselatem**« (Anuloma Viloma beziehungsweise **Nadi Shodhana)** sorgt für Frische und Energie, beruhigt die Nerven und hilft auf Dauer sogar gegen Angst und Depressionen.

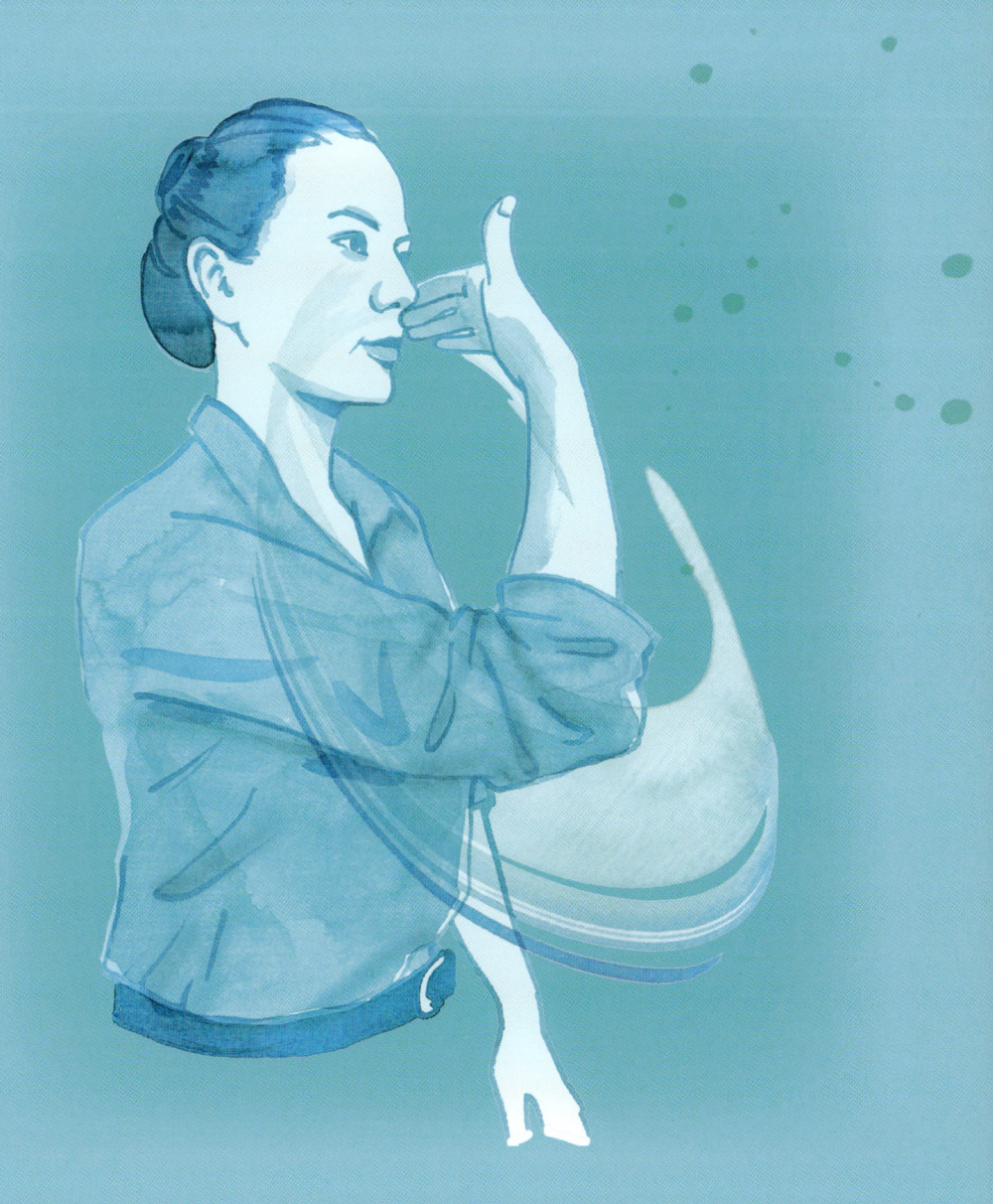

Offenheit trainieren

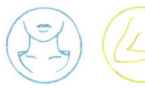

*Eine kleine Übung als **Gegenbewegung zum Alltag** am Schreibtisch.*

1) **Atmen Sie** einmal tief durch.

2) **Mit dem nächsten Einatmen** legen Sie Ihre Hände nach hinten über die Rückenlehne Ihres Stuhls.

3) **Bleiben Sie** einige Sekunden so sitzen. Ihr Brustkorb weitet sich.

4) **Wenn Sie möchten**, können Sie noch die Finger verschränken und die Arme mit dem Einatmen ein wenig nach hinten anheben, um die Dehnung zu intensivieren.

5) **Mit dem Ausatmen** die Arme sinken lassen und die Hände lösen.

6) **Weiterarbeiten**.

" Nicht die Glücklichen sind dankbar. Es sind die Dankbaren, die glücklich sind. **"**

Francis Bacon, englischer Philosoph

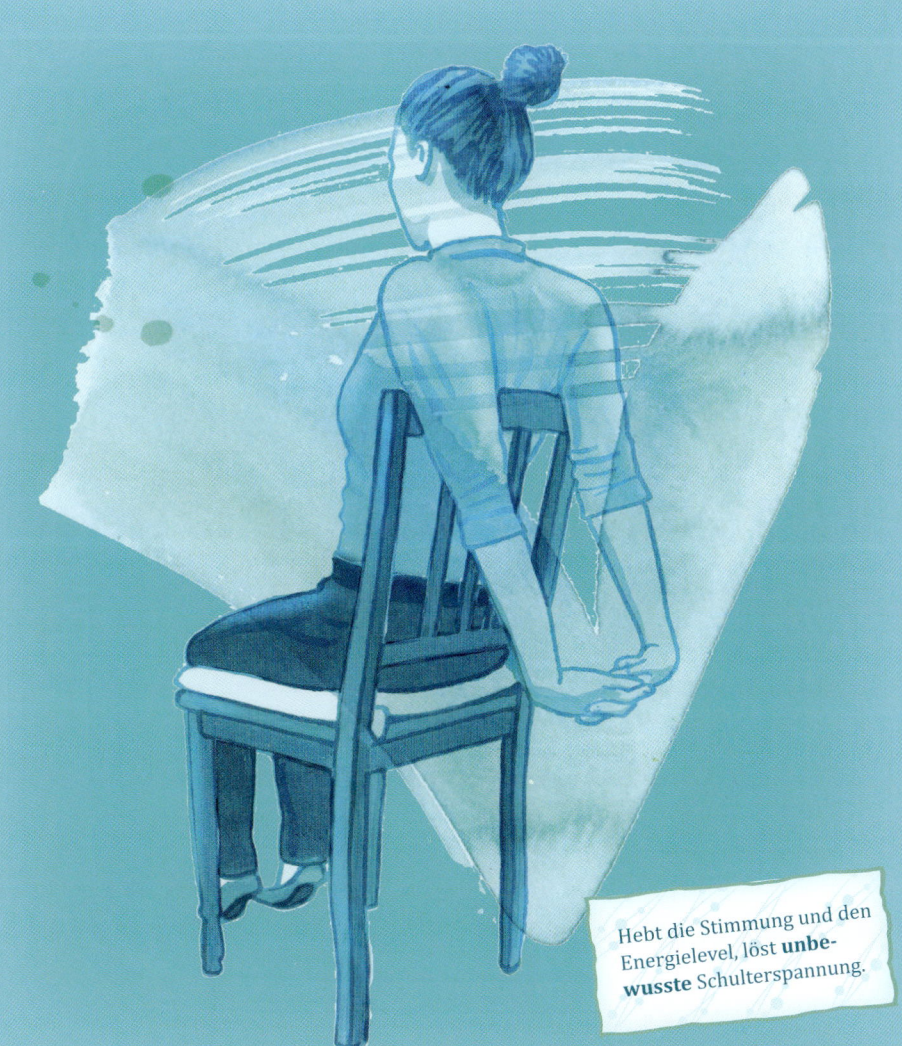

Hebt die Stimmung und den Energielevel, löst **unbewusste** Schulterspannung.

Bauch, Beine, Po
im Büro

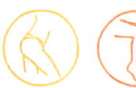

*Eine einzige Übung trainiert den halben Körper. Gut geeignet für **nachdenkliche Gesprächspausen** und Brainstormings.*

1) **Setzen Sie** sich seitlich auf einen Stuhl. (Bitte wählen Sie aus Sicherheitsgründen einen Stuhl ohne Rollen.)

2) Umfassen Sie die Stuhlkante oben mit den Händen.

3) Mit dem Einatmen lassen Sie den gestreckten Oberkörper nach hinten sinken, bis Ihre Arme gestreckt sind. Ihre Füße bleiben auf dem Boden stehen. Halten

Sie die Position mithilfe Ihrer Bauch- und Rückenmuskeln.

4) Atmen Sie ruhig und entspannt.

5) Mit dem Ausatmen richten Sie sich wieder auf.

6) Wenn Sie möchten, können Sie die Übung wiederholen (oder die Position mehrere Atemzüge lang halten).

Trainiert Bauch-, Rücken- und Beinmuskulatur. Und hebt dabei auch noch die Laune! Variation der **Boot-Position** (Navasana), bei der Beine und Oberkörper ein V bilden.

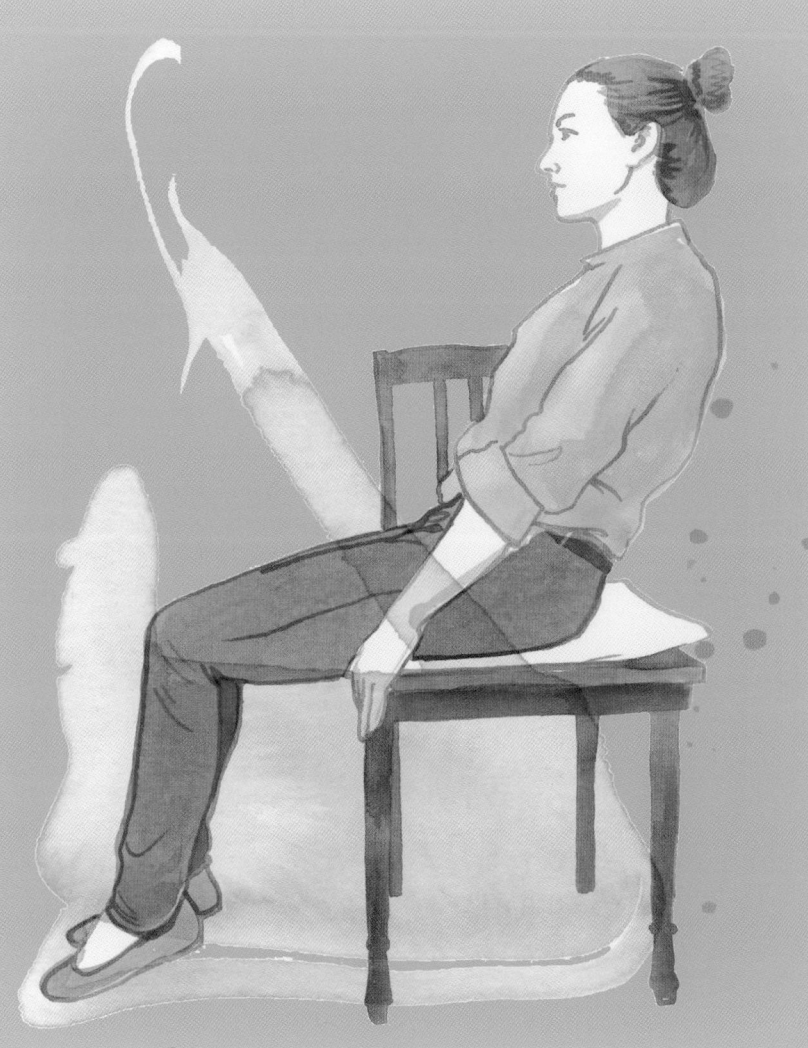

Nichtstun üben

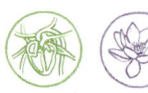

*Zum Yoga gehören nicht nur körperliche Übungen. Sondern auch **geistige Herausforderungen**. Sie lehren uns, immer locker zu bleiben und dynamisch mit dem Leben umzugehen.*

1) **Entscheiden Sie** sich für eine Sache (z. B. Kaffee, Chips, Shoppen …) und wie lange Sie darauf verzichten wollen.

2) Jedes Mal, wenn Sie nach dieser »Krücke« greifen möchten, können Sie die sogenannte »innere Bindung« an dieses Verhalten spüren. Und vielleicht auch Ihren Frust darüber, dass Sie sich entschieden haben, diesem Verlangen für einige Zeit nicht nachzugeben.

3) Atmen Sie dann tief durch und versuchen Sie, das Gefühl einfach auszuhalten (und nicht nur Chips durch Eiscreme zu ersetzen oder TV durch Internet). Meist verschwindet das Bedürfnis von allein – und manchmal merken wir sogar, wovon wir uns ablenken wollten. Dann wird es spannend, denn jedes Mal lernen wir uns selbst ein bisschen besser kennen.

4) Und mit das Beste an der Übung: Den ersten Kaffee, die Chips oder die erste neue Bluse nach der mehrtägigen Auszeit bewusst zu genießen ist ganz wundervoll – und zugleich auch wieder eine wirkungsvolle Übung in Achtsamkeit!

Die Übung hat Wirkung über den Alltag hinaus. **Askese** (Tapas) ist ein Element auf dem **Weg der Erleuchtung**. Aber auch für den Verzicht auf den Verzicht ist Platz auf der Welt.

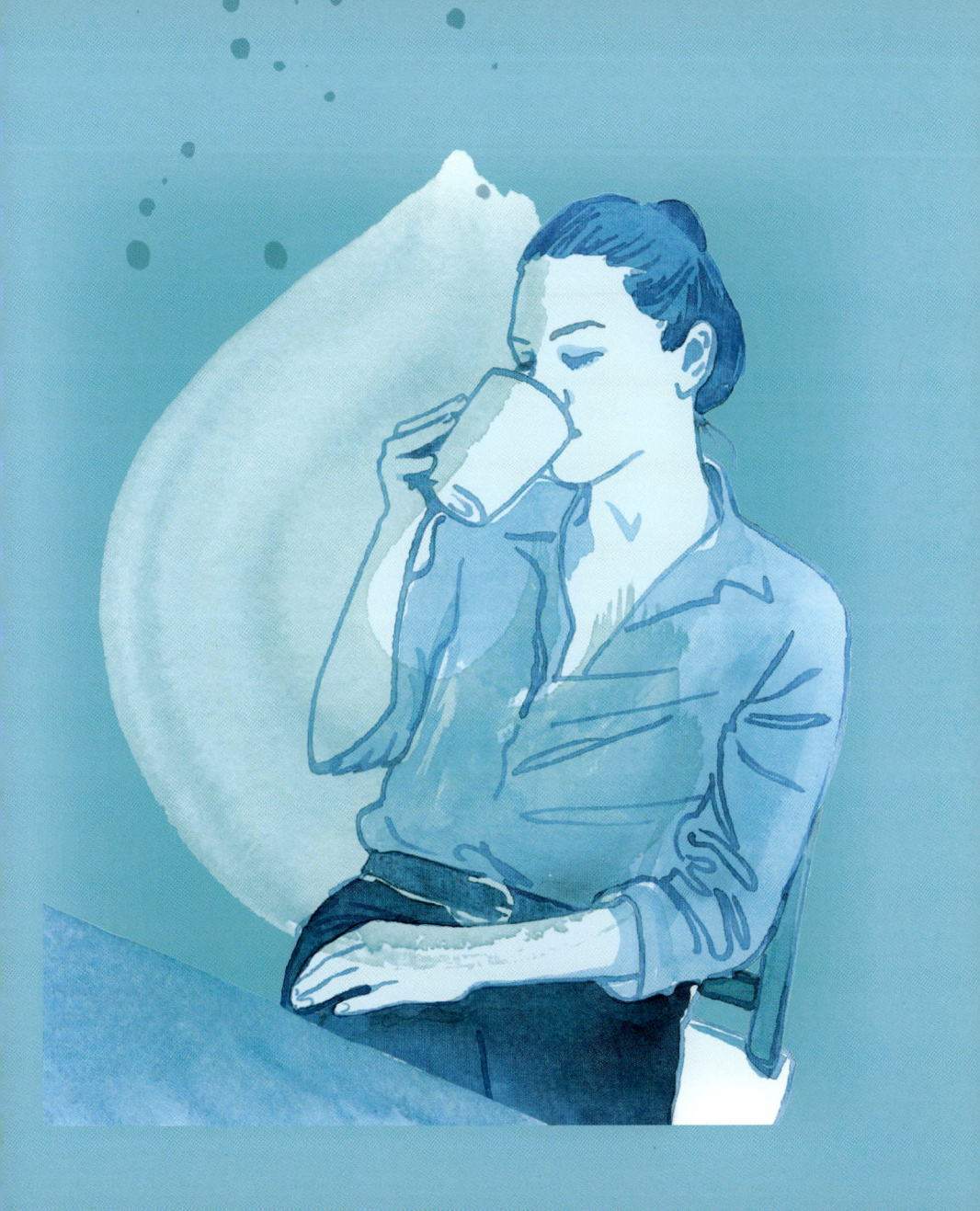

Ausgedehntes Telefonat

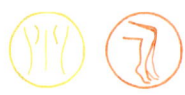

*Mutter erzählt mal wieder **stundenlang** von ihrem Bridgeclub? Dehnen Sie Ihren unteren Rücken und seien Sie stolz auf Ihre **Geduld!***

1) Setzen Sie sich auf den Boden. Das rechte Bein nach rechts ausstrecken. Das linke Bein herangezogen, sodass der linke Fuß die Innenseite des rechten Oberschenkels berührt. Dann das linke Knie zur Seite sinken lassen, sodass die linke Fußsohle auf der Innenseite des rechten Oberschenkels zu liegen kommt.

2) Telefon in die rechte Hand nehmen (noch besser ist ein Headset). Rücken aufrichten. Oberkörper in der Hüfte leicht nach rechts drehen, sodass Sie in Richtung Ihres Fußes schauen.

3) Oberkörper mit geradem Rücken leicht nach vorne neigen, bis Sie eine Dehnung im unteren Rücken und auf der Rückseite des rechten Oberschenkels spüren. 30 bis 60 Sekunden halten, dabei entspannt weitertelefonieren (»Mhm, genau, Mama, ganz genau«).

4) Aufrichten. Das linke Bein ausstrecken und nach links abwinkeln. Das rechte Bein heranziehen, sodass jetzt die rechte Fußsohle die Innenseite Ihres linken Oberschenkels berührt.

5) Oberkörper in der Hüfte nach links drehen. Telefonhörer in die linke Hand wechseln. Langsam und mit gestrecktem Rücken nach vorn neigen, bis Sie eine Dehnung im unteren Rücken und auf der Rückseite des linken Oberschenkels spüren. 30 bis 60 Sekunden halten. Weiter gut zuhören.

6) Aufrichten, Oberkörper in die Mitte drehen, eine bequeme Sitzhaltung einnehmen, lächeln, ruhig weiteratmen. Und jetzt einfach weitertelefonieren.

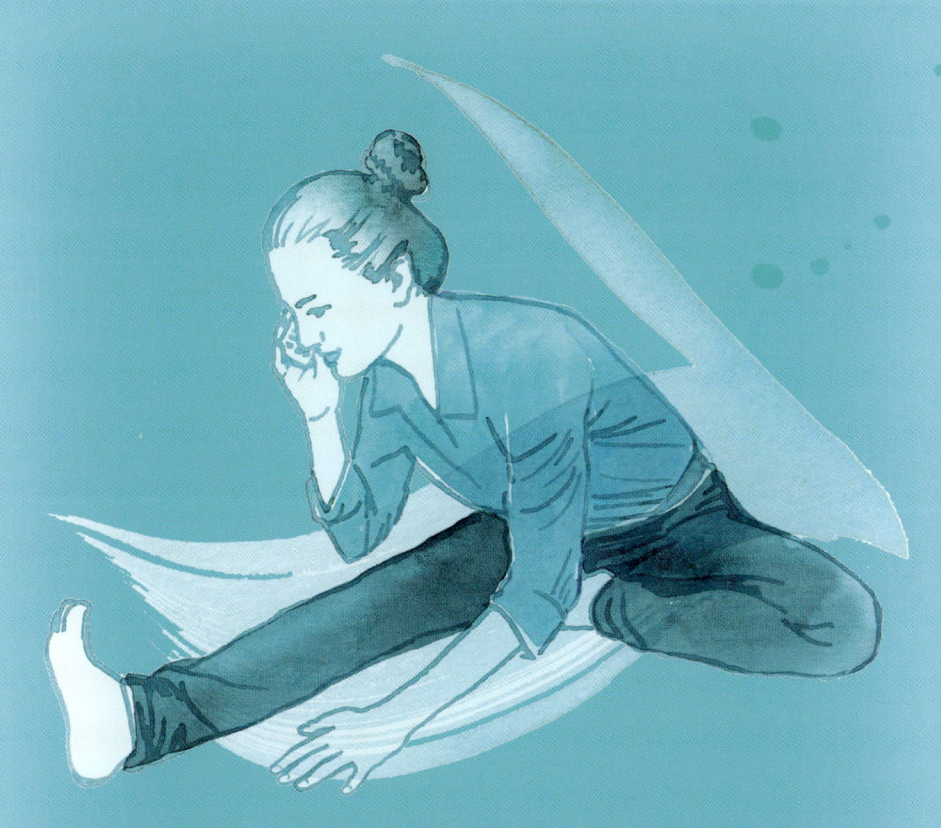

E-Mail-Meditation

*E-Mails gehören zu den **großartigsten Erfindungen** der Welt. Aber sie sind auch einer der größten Stressfaktoren im Arbeitsalltag. Wir können lernen, von ihnen zu profitieren – statt unter ihnen zu leiden.*

Wenn Sie Mails lesen, sollten Sie ...

1) ... ruhig atmen

2) ... sich voll und ganz auf den Inhalt der Mail konzentrieren

3) ... Mails sofort beantworten oder abspeichern/ablegen, wenn dies in unter fünf Minuten möglich ist

4) ... lange Mails ausdrucken und auf Papier lesen (der Gang zum Drucker lockert die Beine und das Lesen eines Ausdruckes ist für die Augen entspannender). Bewahren Sie den Ausdruck aber nicht auf, sondern archivieren Sie elektronisch!

5) ... sich auch von unerfreulichen Mails nicht unter Druck setzen lassen. Atmen Sie langsamer aus, als Sie einatmen (zählen Sie beim Ausatmen langsam stumm »eins-zwei«, beim Einatmen nur »eins«, beim Ausatmen wieder »eins-zwei«). Sie werden sehen: Das beruhigt die Lage sofort.

> „Die **größte Kraft** auf der Welt ist das **Pianissimo**."
>
> *Maurice Ravel, französischer Komponist*

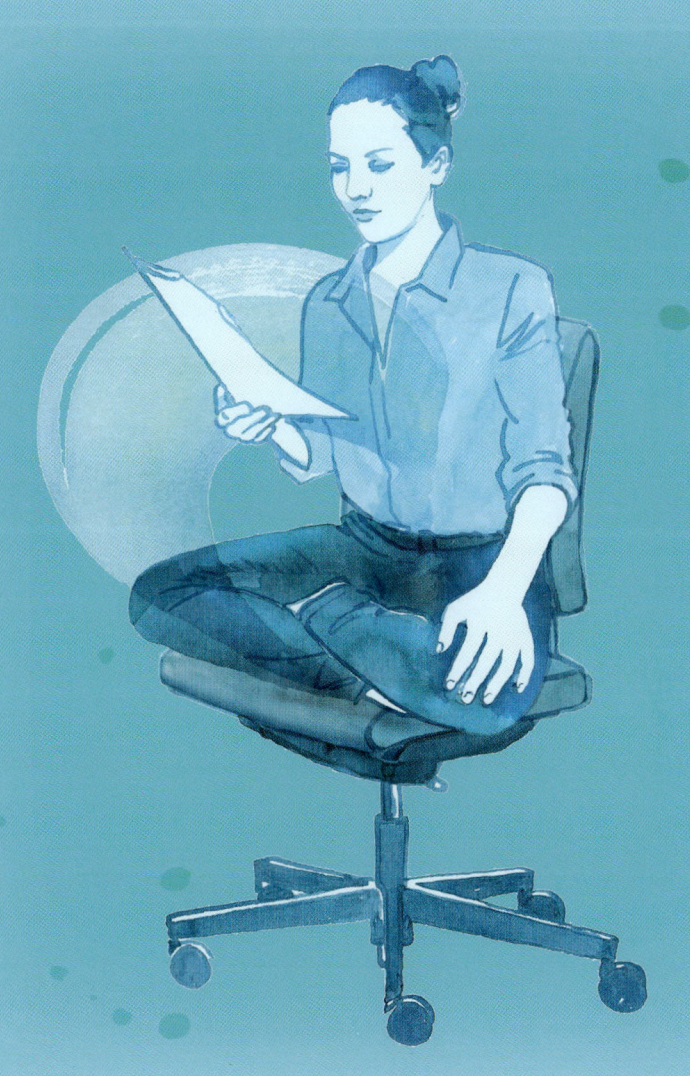

Ordnung ist das halbe Leben

*Über 60 Prozent aller Schmerzprobleme am Arbeitsplatz resultieren aus Fehl-haltungen, Fehlstellungen, **Fehlbelastungen**. Unseren Schreibtisch und unsere Arbeit besser zu organisieren hilft!*

1) Setzen Sie sich jeden Tag erreichbare Ziele, die Sie herausfordern und anspor-nen, aber keinesfalls überlasten.

2) Sitzen Sie aufrecht.

3) Erledigen Sie beim Telefonieren keine anderen Arbeiten (besonders keine E-Mails verfassen oder beantworten).

4) Konzentrieren Sie sich auf Ihre Tätigkeit.

5) Spüren Sie Ihren Atem fließen.

6) Lächeln Sie!

7) Genießen Sie Arbeit und Pausen – Sie wollten diesen Job, nun haben Sie ihn, machen Sie das Beste draus.

Vermeiden Sie Chaos und Durcheinan-der. Oft erledigen wir zu viel auf einmal – und nichts richtig. **Körperhaltung** und **Konzentration** bleiben dann hin-ter unseren Möglichkeiten zurück.

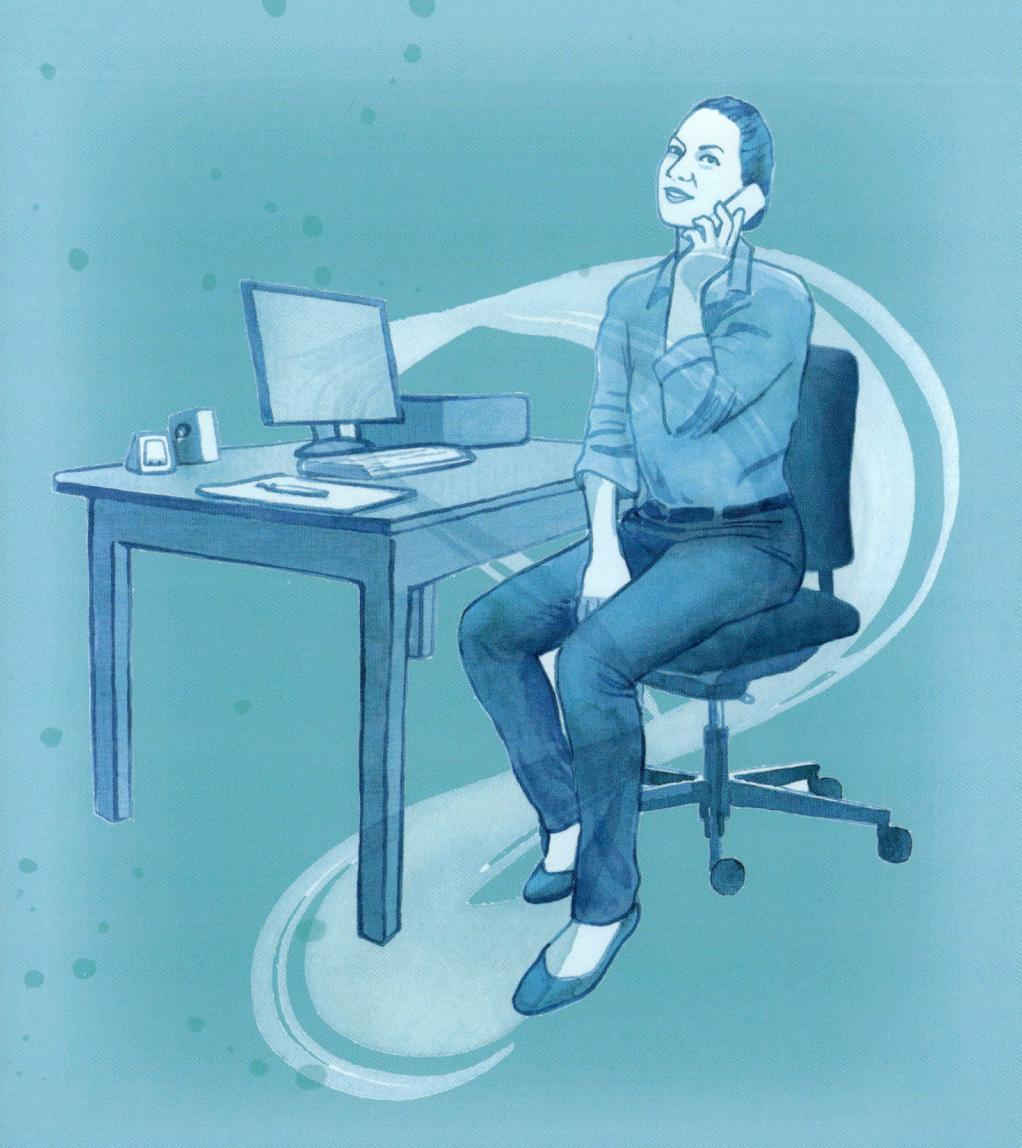

Wissen macht Aah!

*Im Alltag verlieren wir oft jedes **Körpergefühl**. Nehmen Sie wieder Kontakt auf!*

1) Wie fühlen Sie sich?

2) Fragen Sie Ihren Körper, was er benötigt, um sich so zu fühlen, wie er möchte (beziehungsweise wie Sie es möchten).

3) Vielleicht braucht er mehr Bodenkontakt, um sich geerdet zu fühlen. Dann stellen Sie beide Füße fest auf den Boden.

4) Oder Ihre Augen brauchen eine Pause. Reiben Sie die Handflächen aneinander und halten Sie sie vor die Augen. Genießen Sie die Wärme!

5) Tun Sie, was die Weisheit Ihres Körpers Ihnen jetzt gerade vorschlägt.

> „Wenn irgendetwas **heilig** ist,
> so ist es
> der **menschliche Körper.** "
>
> *Walt Whitman, amerikanischer Dichter*

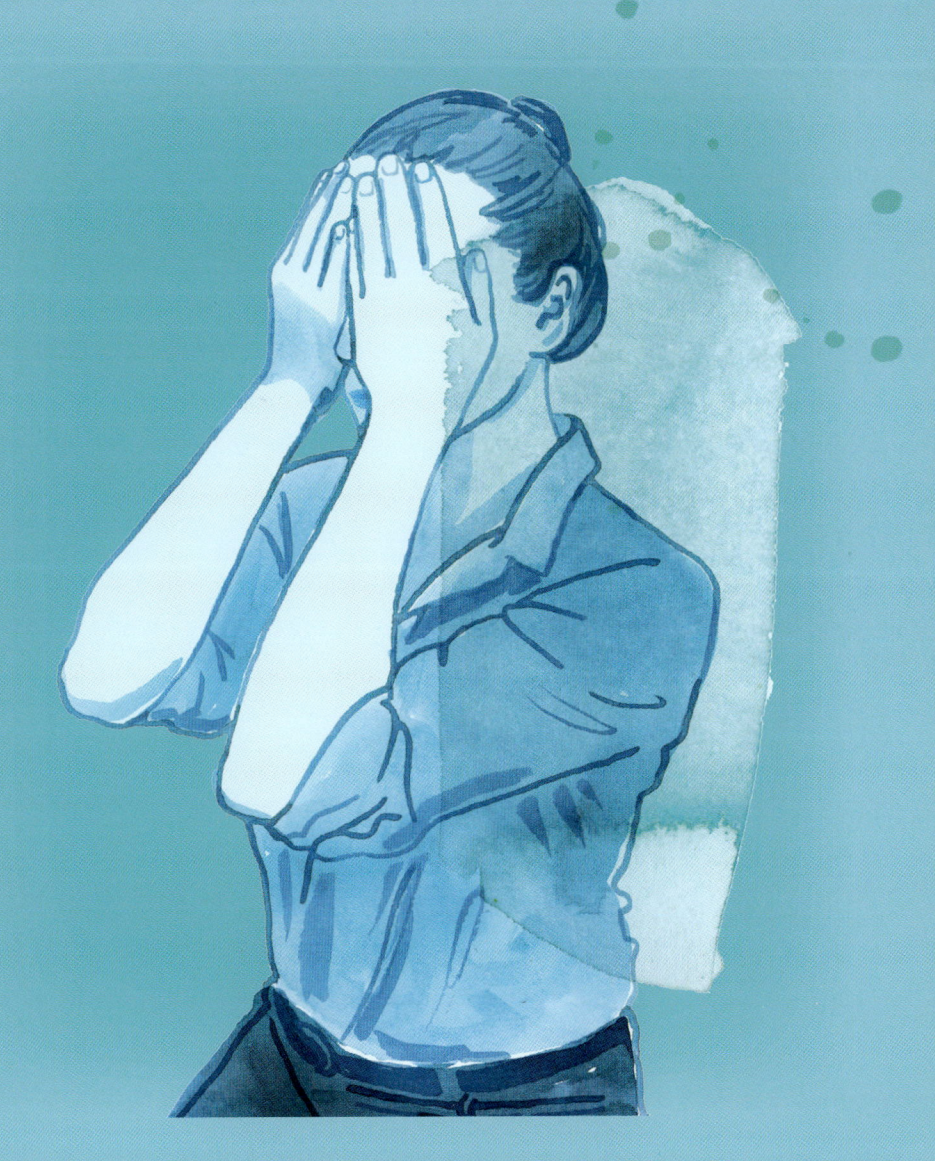

Wünsch mir was!

*Anderen Gutes zu wünschen hat eine **lange Tradition**. Es hilft zudem nachweislich auch uns selbst. Vor allem, wenn wir uns gerade geärgert haben.*

1) **Holen Sie** tief Luft.

2) **Lassen Sie** den Atem langsam und bewusst ausströmen.

3) **Überlegen Sie:** Fällt Ihnen jemand ein, der sich etwas wünscht?

4) **Wenn ja**, wünschen Sie mit!

5) **Stellen Sie** sich vor, der Wunsch der anderen Person geht in Erfüllung!

6) **Wenn Ihnen** niemand einfällt, hilft auch ein »random act of kindness« (auf Deutsch etwa: »zufällige Gefälligkeit«) – zum Beispiel: Stecken Sie einen Euro in die nächste Spendendose; machen Sie jemand ein ehrliches Kompliment über ihre/seine Kleidung; lassen Sie jemand in der Supermarktschlange vor; schicken Sie einem Freund einfach so eine Postkarte; füttern Sie eine abgelaufene Parkuhr!

In »Metta-Meditationen« kann man sich und anderen **Gutes** wünschen. Der Begriff »Metta« stammt aus der Gelehrtensprache Pali und entspricht unserer **Nächstenliebe**.

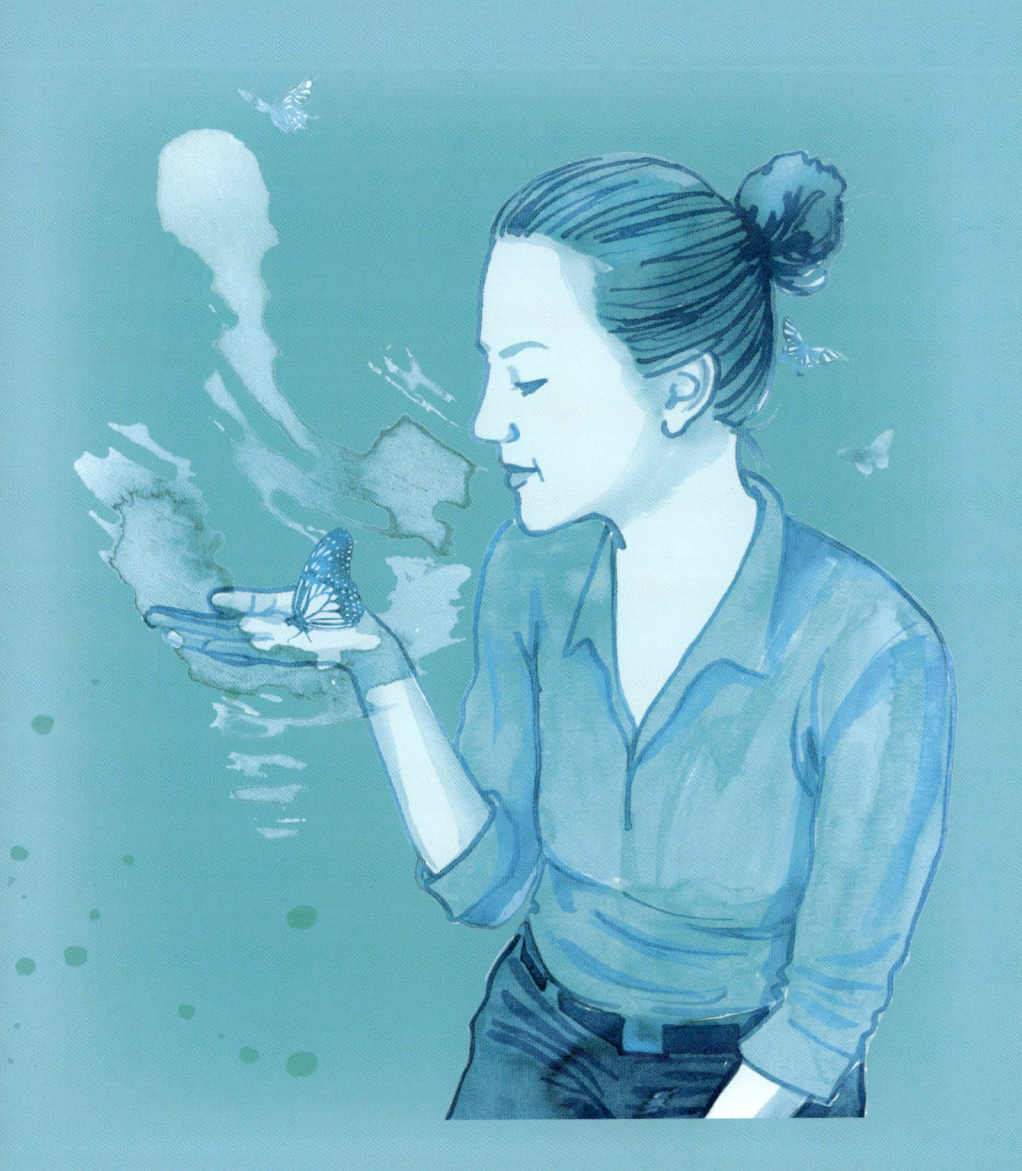

Innere Ruhe

Jeder kennt diese Menschen. Sie bleiben stets freundlich, locker und gelassen. Sie sind sympathisch, ohne sich anzubiedern. Geradlinig, aber nicht stur. Diesem beneidenswerten inneren Gleichgewicht können auch wir jeden Tag durch Übung ein Stückchen näherkommen. Atemzug für Atemzug.

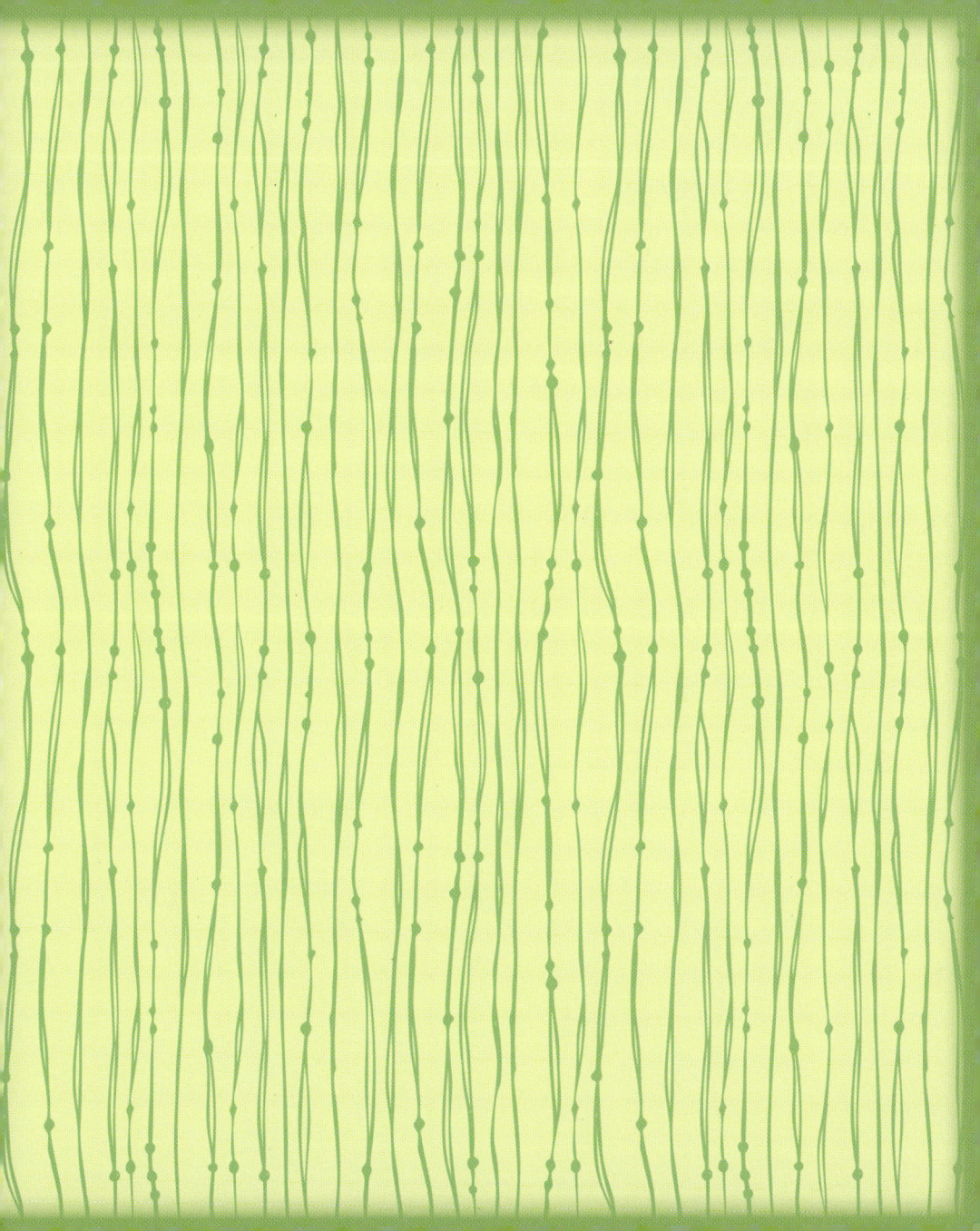

Auf einem Bein kann man gut stehen

*Warten. Im Leben muss man so **oft warten**. Auf die Kaffeemaschine, auf den Drucker, auf den Bus. Machen Sie mehr daraus!*

1) Verlagern Sie Ihr Körpergewicht auf Ihren linken Fuß.

2) Heben Sie den rechten Fuß und schmiegen Sie ihn seitlich an den linken Knöchel oder auf den Fußspann.

3) Gießen Sie sich einen Becher Kaffee ein oder nehmen Sie Ihre Seiten aus dem Druckerausgabeschacht. Bewahren Sie dabei Ihr Gleichgewicht.

4) Wiederholen Sie die Übung auf der anderen Seite – am besten sofort, sonst beim nächsten Warten.

> **"** Es ist nicht zu **wenig Zeit,** die wir haben, sondern es ist zu **viel Zeit,** die wir nicht nutzen. **"**
>
> *Seneca, römischer Staatsmann und Philosoph*

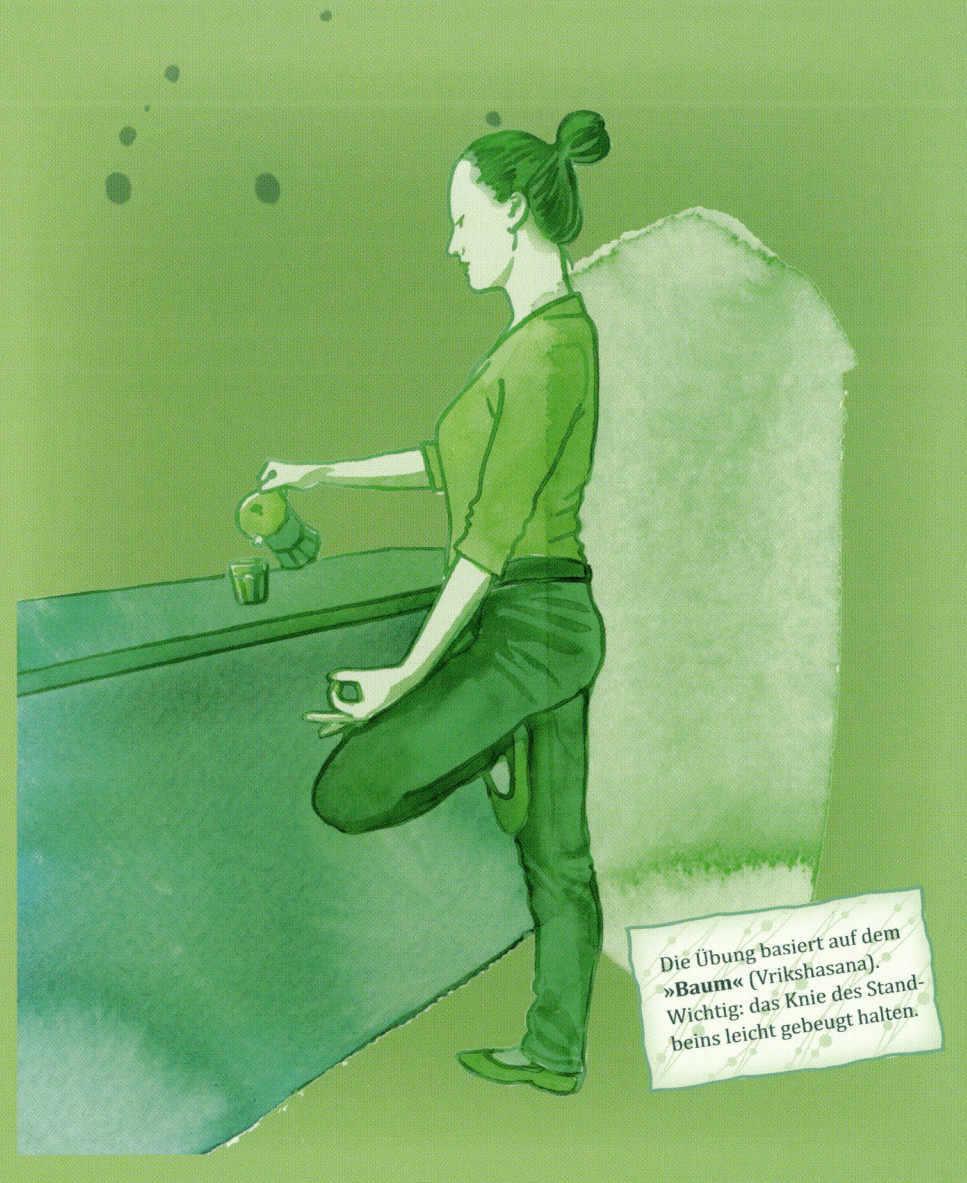

Die Übung basiert auf dem
»Baum« (Vrikshasana).
Wichtig: das Knie des Stand-
beins leicht gebeugt halten.

Das pendelt sich schon ein

*Sie stehen rum und warten? Dann können Sie sich genauso gut die Zeit vertreiben und Ihr **Gleichgewicht schulen**.*

1) Nehmen Sie die »Berg-Haltung« (Tadasana) ein: Füße etwa hüftbreit aufgestellt, die Schultern locker, der Kopf ruht auf dem Hals, das Kinn ist leicht nach unten gezogen, die Arme hängen herab. Die Beine sind gerade, aber nicht überstreckt. Im Zweifelsfall die Knie lieber leicht beugen als zu sehr strecken.

2) Nun beginnen Sie, langsam vor- und zurückzupendeln. Verlagern Sie das Gewicht auf die Fußballen, so als würde ein leichter Wind Sie von hinten anschieben. Dann pendeln Sie langsam zurück und verlagern das Gewicht auf die Fersen.

3) Der Atem bleibt ruhig, die Arme hängen locker herab (sie sind nicht an den Oberkörper gepresst).

4) Kehren Sie zurück in die Ausgangsposition in die Mitte. Dann neigen Sie sich langsam nach links, wobei beide Fußsohlen weiter voll in Kontakt mit dem Boden bleiben. Der Großteil des Gewichts verlagert sich auf die Außenkante des linken Fußes. Ihr Blick ist weiter geradeaus gerichtet.

5) Nun pendeln Sie nach rechts, bis sich die Außenkante des linken Fußes fast vom Boden löst.

6) Zurück in die Mitte. Ruhig und entspannt atmen. Die Schultern sind locker, die Arme ebenfalls, der Blick weiter nach vorn gerichtet. Sie haben Ihre Mitte ausgependelt und stehen nun für einen Moment noch ganz ruhig da.

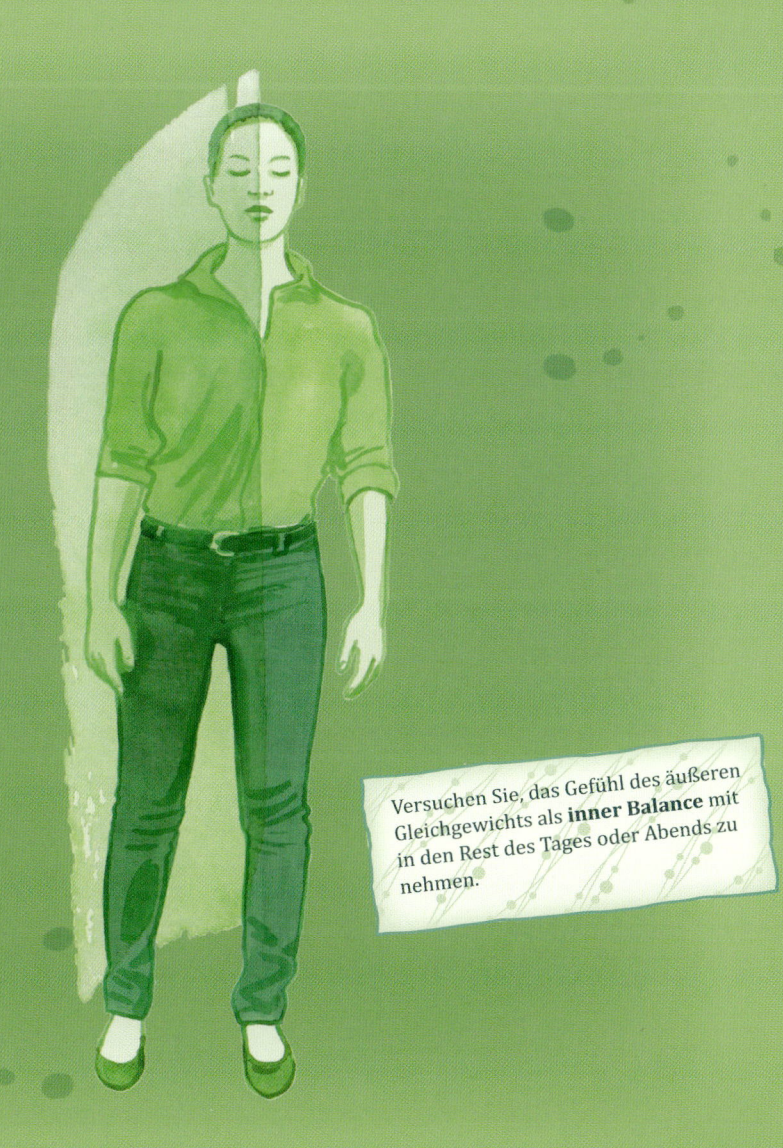

Versuchen Sie, das Gefühl des äußeren Gleichgewichts als **inner Balance** mit in den Rest des Tages oder Abends zu nehmen.

Alles im Lot

*Wir übertragen die Lehren des **Yoga-Unterrichts** in den Alltag.*

1) **Wenn Sie** aus dem (inneren) Gleichgewicht geraten, weil ein Autofahrer Sie schneidet oder Passanten sich vordrängeln ... nehmen Sie es leicht!

2) **Wenn Sie** in der Yoga-Stunde aus der Balance kommen, besteht die Aufgabe darin, dies lächelnd zur Kenntnis zu nehmen und erneut zu versuchen, die gewünschte Position einzunehmen.

3) **Diese innere** Haltung lässt sich auf den Alltag übertragen. Das heißt nicht, alles hinzunehmen. Aber es bedeutet, sich nicht darüber zu ärgern, wenn nicht immer alles nach Plan läuft. So ist das nun mal.

4) **Wie sieht** Ihr inneres Gleichgewicht aus? Versuchen Sie, zu ihm zurückzufinden!

5) Betrachten Sie die Situation als Gelegenheit, Ihren Gleichgewichtssinn zu trainieren. Machen Sie sich keine Vorwürfe, sondern fahren Sie einfach mit Ihrem Leben so fort, wie es Ihnen entspricht und im Moment eben möglich ist.

6) Und wenn gerade alle um Sie herum das Gleichgewicht verlieren, bewahren Sie die Ruhe, bleiben Sie in der Balance. Sie wissen doch: Yoga ist kein Wettbewerb, was die anderen tun, ist für Sie einerlei.

> „Ach, der unselige **Ehrgeiz,**
> er ist ein **Gift für alle Freuden.** "
>
> *Heinrich von Kleist, deutscher Dichter*

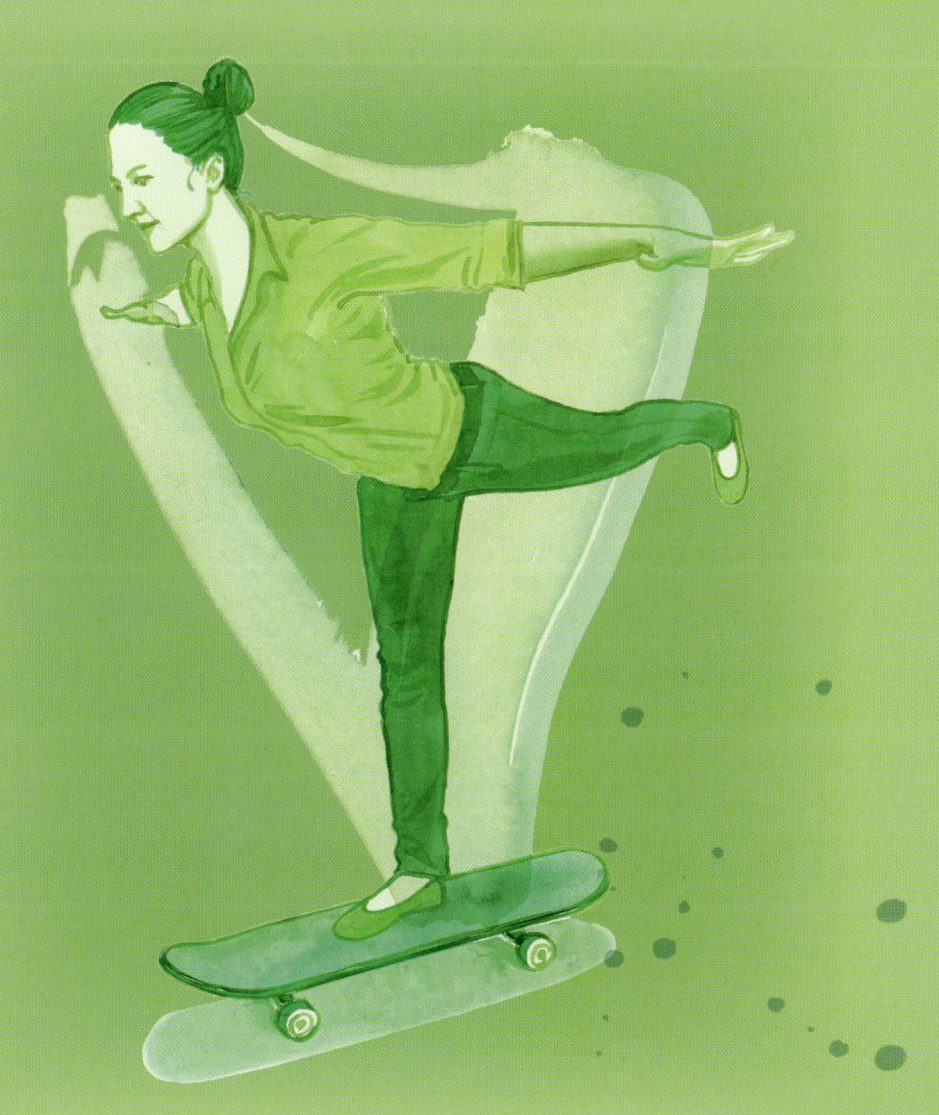

Die Last der Welt lockerer schultern

*Wie fühlen sich Ihre Schultern jetzt gerade an? Sehr wahrscheinlich mehr oder weniger **verspannt**. Wir tragen die Last unseres Alltags so selbstverständlich, dass wir es oft gar nicht mehr bemerken.*

1) **Sie können** die Übung im Sitzen oder im Stehen durchführen.

2) **Holen Sie** tief Atem und richten Sie die Wirbelsäule auf. Lassen Sie den Atem entspannt ausströmen.

3) **Wenn Sie sitzen**, legen Sie die Hände auf die Oberschenkel oder den Tisch.

4) **Ziehen Sie** langsam beide Schultern in Richtung der Ohren hoch. Atmen Sie dabei tief ein. Halten Sie die Position für etwa eine Sekunde.

5) **Atmen Sie** aus und lassen Sie Ihre Schultern langsam und vorsichtig sinken. Lassen Sie sie nicht einfach fallen!

6) **Die Übung** circa fünfmal wiederholen.

Übungsvariante

1) **Den Rücken** gerade lassen, aber Schultern abwechselnd hochziehen.

2) **Mit dem Einatmen** links hoch, zugleich die rechte Schulter bewusst (und trotzdem möglichst locker) unten lassen. Kopf und Nacken bleiben gerade, der Blick ist nach vorn gerichtet. Mit dem Ausatmen linke Schulter sinken lassen. Kurze Pause.

3) **Einatmend rechte** Schulter anheben. Kopf und Nacken bleiben weiter gerade. Ausatmend rechte Schulter sinken lassen.

4) **Ruhig und** gleichmäßig fünfmal (beide Seiten) wiederholen.

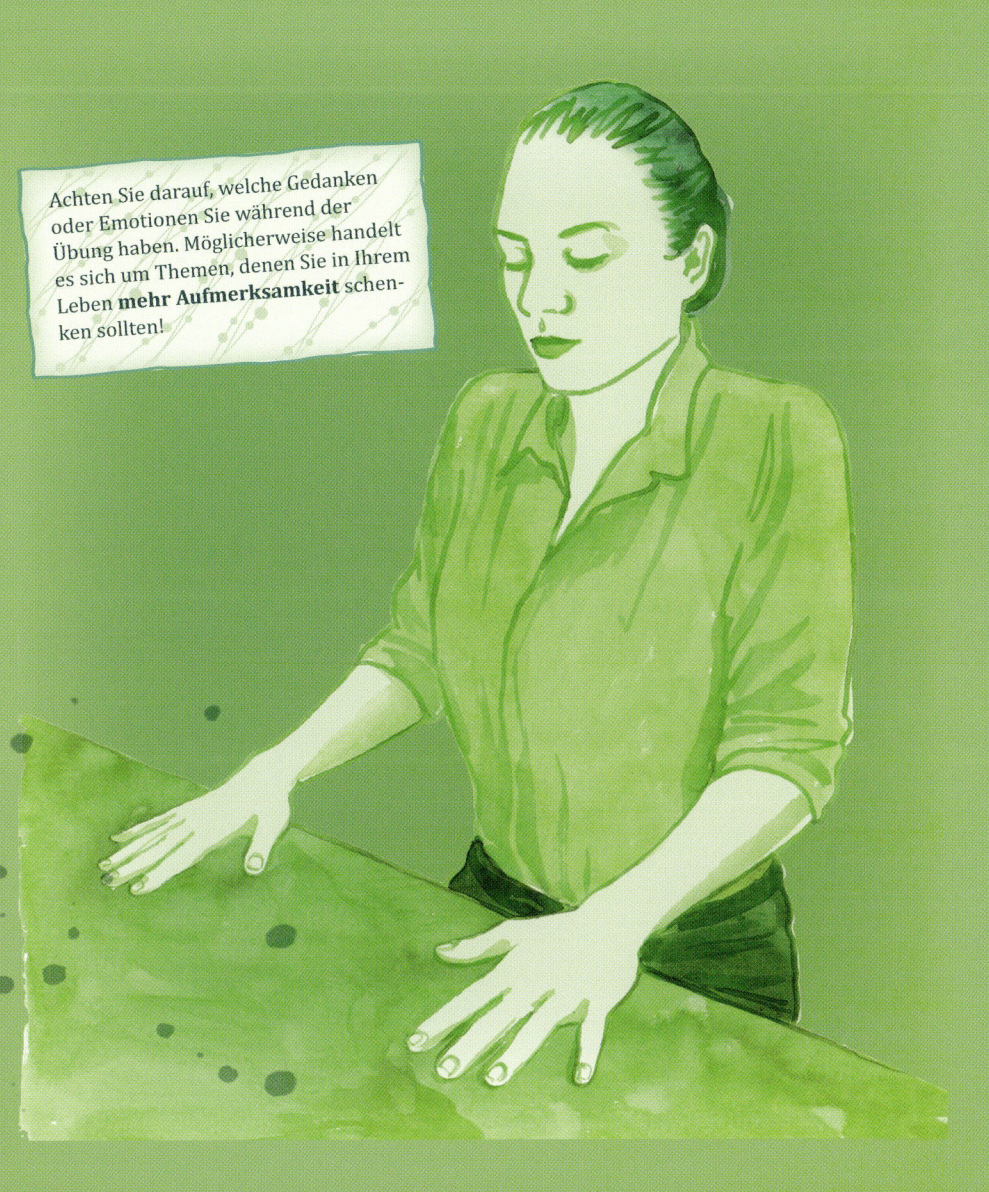

Achten Sie darauf, welche Gedanken oder Emotionen Sie während der Übung haben. Möglicherweise handelt es sich um Themen, denen Sie in Ihrem Leben **mehr Aufmerksamkeit** schenken sollten!

Wir wollen nur spielen

*Gegen Angst und Unsicherheit hilft **Hecheln wie ein Hund**. Plus: Es macht Spaß und sorgt für eine Extraportion Lebensenergie!*

1) Für diese Übung sollten Sie ungestört sein. Zum Beispiel auf der Toilette, auf dem Nachhauseweg, beim Kochen oder bei rigendwelchen Hausarbeiten.

2) Öffnen Sie Ihren Mund dazu ein wenig. Lassen Sie die Zunge ganz locker unten im Mundraum liegen.

3) Hecheln Sie nun wie ein Hund! Ihr Atem geht kurz und stoßweise durch den Mund. Er ist deutlich zu hören.

4) Hören Sie auf, wenn es am schönsten ist – zu lange, und Ihnen könnte etwas schwindelig werden! Für den Anfang sind zehn Atemzüge völlig ausreichend.

Übungsvariante

1) Beim »Feueratem« stoßen wir den Atem schnell und deutlich hörbar durch die Nase aus.

2) Dann atmen wir ohne Druck ein (dies geschieht automatisch). Dabei ist eine deutliche Pumpbewegung des Bauches zu spüren.

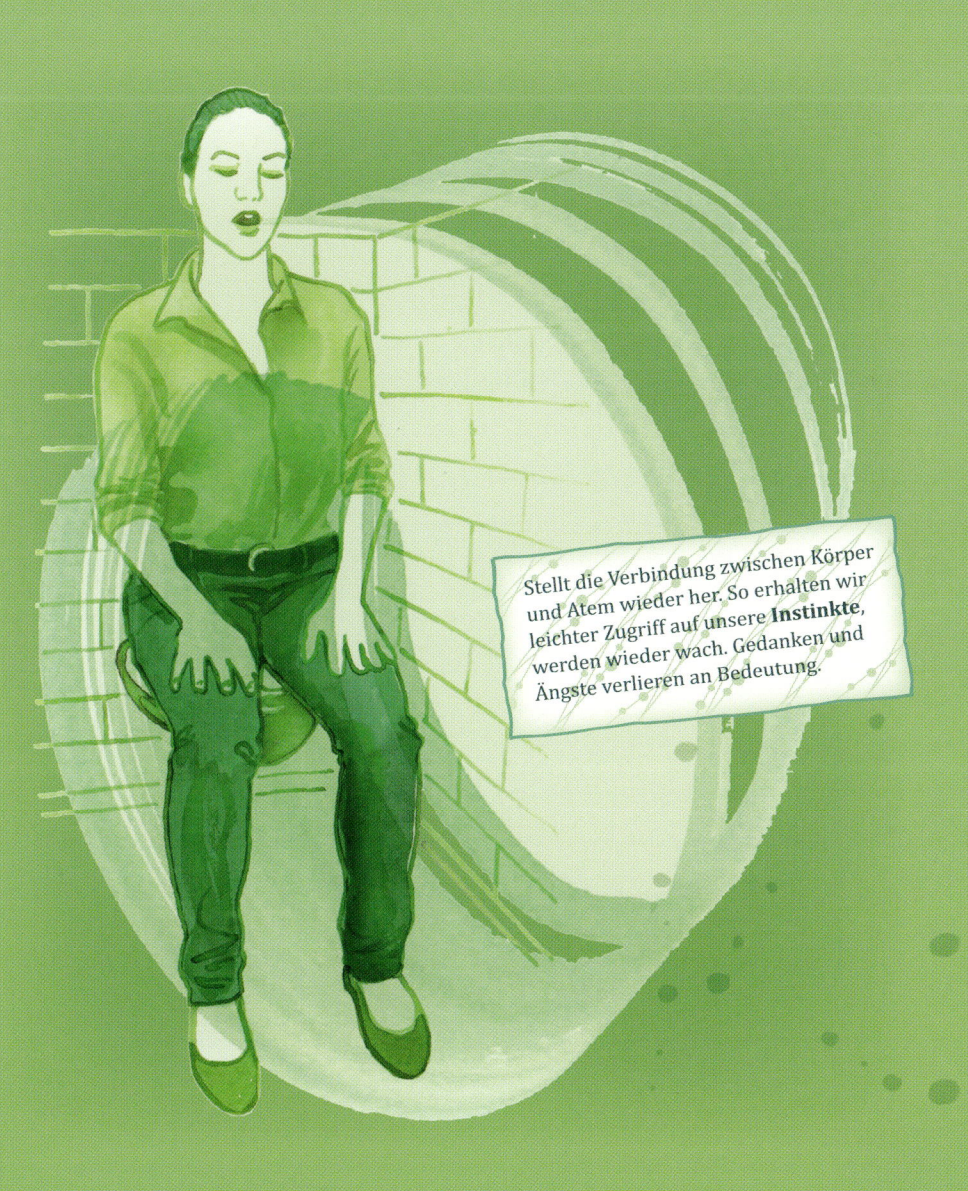

Stellt die Verbindung zwischen Körper und Atem wieder her. So erhalten wir leichter Zugriff auf unsere **Instinkte**, werden wieder wach. Gedanken und Ängste verlieren an Bedeutung.

Summ, summ, summ, Hummel brumm herum

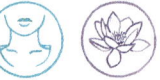

Beim Autofahren oder sogar in einer lauten Kneipe können Sie ganz einfach einen
***Einklang zwischen Körper und Seele** schaffen!*

1) Beim Ausatmen erzeugen Sie ein möglichst tiefes Brummen, wie das Summen einer dicken Hummel.

2) Einatmen durch die Nase, dann wieder vernehmliches Brummen.

3) Am besten brummen Sie neunmal. Die ersten drei Atemzüge konzentrieren Sie sich auf Ihren Kopf und Hals. Dann fokussieren Sie drei Atemzüge lang auf Ihre Wirbelsäule. Und die letzten drei Brummer widmen Sie Ihrem ganzen Körper.

4) Danach kurz innehalten und dem wohltuenden Effekt nachspüren.

" Die Natur muss gefühlt werden. **"**

Alexander von Humboldt, deutscher Entdecker

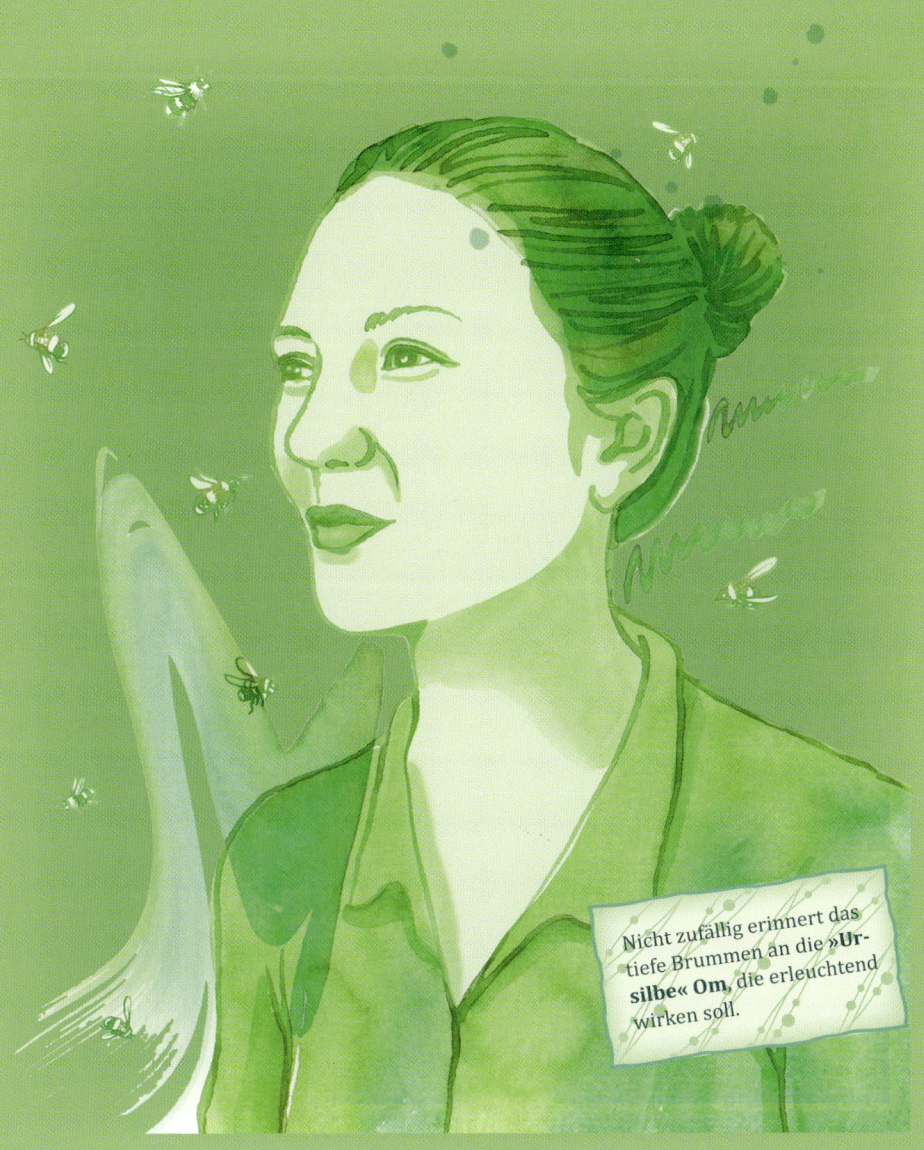

Nicht zufällig erinnert das tiefe Brummen an die »Ur-silbe« Om, die erleuchtend wirken soll.

Küss mich, bitte bitte küss mich

*Mund fusselig geredet? Zeit für einen **Lippen-Workout** mit Smile-Garantie.*

1) **Spitzen Sie** Ihre Lippen zu einem Kussmund. Bauen Sie dabei ein klein wenig mehr Spannung auf, als bei einem Kuss angenehm wäre.

2) **Atmen Sie** ruhig durch die Nase und zählen Sie langsam bis 15.

3) **Stülpen Sie** die Lippen nach innen, sodass sie nicht mehr zu sehen sind.

4) **Weiteratmen**, wieder bis 15 zählen.

5) **Lippen locker lassen**. Lächeln!

Bringt Energie und **bessert die Laune**. Hilft außerdem gegen Falten, vor allem um die Lippen herum.

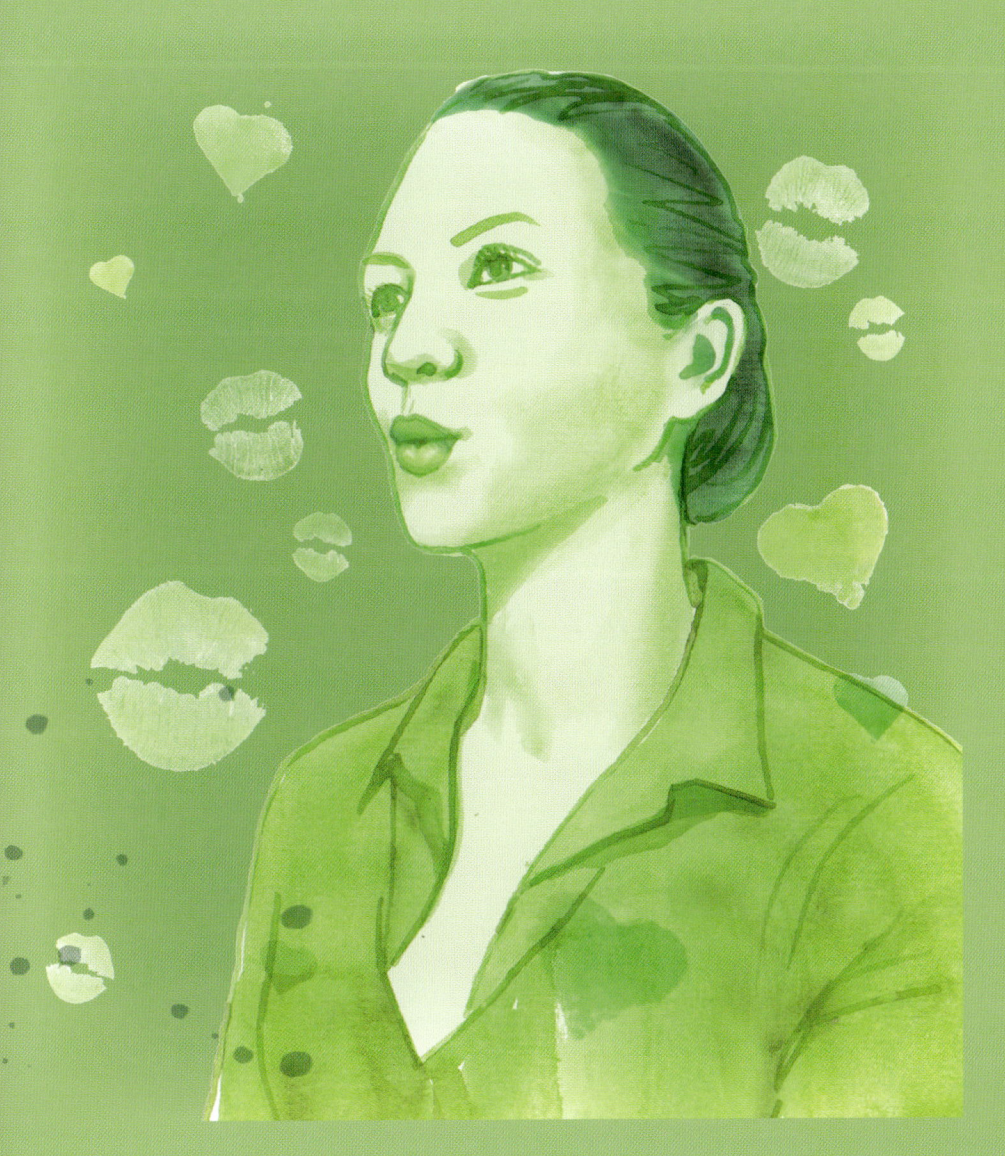

Sich selbst umarmen

*Manchmal braucht man einfach eine **Extraportion Zuneigung.** Ideal, wenn dabei der Rücken auch noch locker lässt!*

1) Fassen Sie mit den Händen über Kreuz Ihre Schultern, also mit der rechten Hand die linke Schulter, mit der linken Hand die rechte Schulter.

2) Richten Sie Ihren Rücken aus dem Becken heraus auf.

3) Schieben Sie Ihre Schulterblätter auseinander; mit den Händen die Schultern nach vorne ziehen, sodass sich der obere Rücken weitet.

4) Nach zwei oder drei Atemzügen umgreifen, sodass der Arm, der eben unten lag, nach oben kommt. Die Übung jetzt auf dieser Seite wiederholen.

> **"** Die meisten Menschen sind so glücklich, wie sie es sich vorgenommen haben. **"**
>
> *Abraham Lincoln, amerikanischer Präsident*

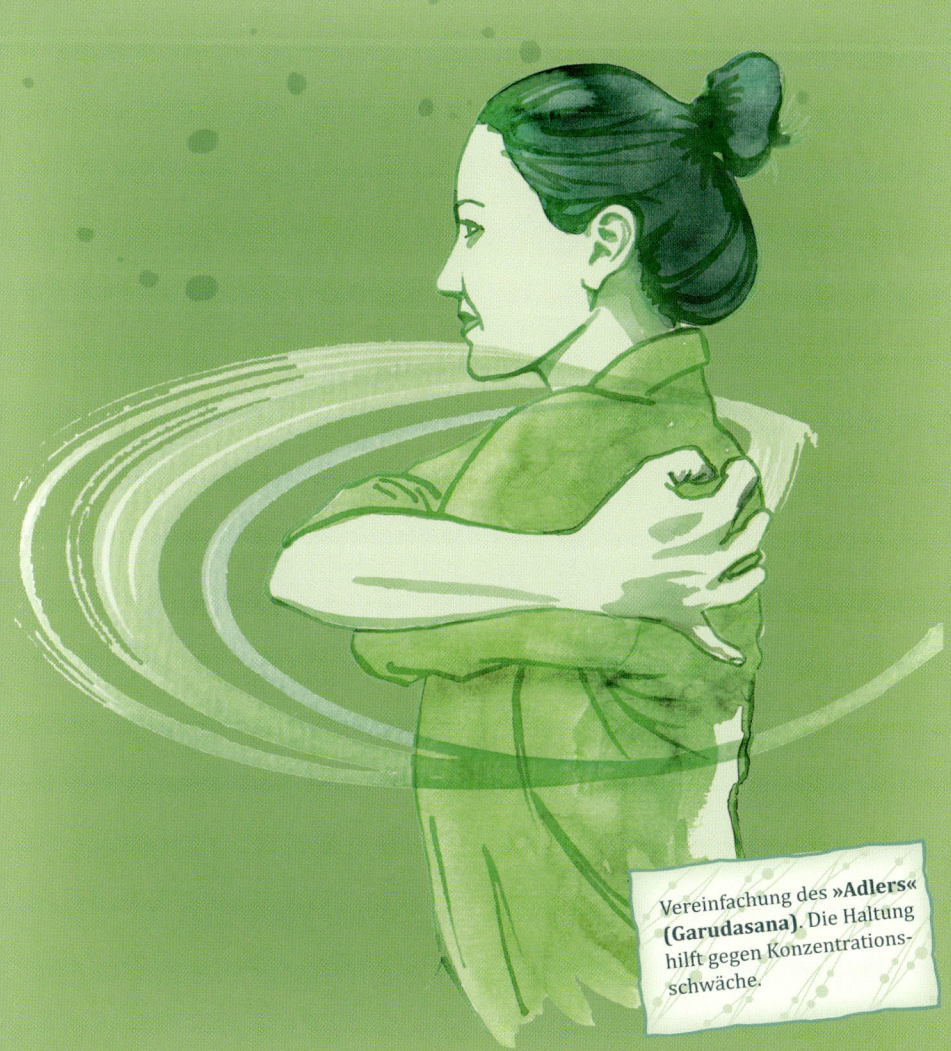

Vereinfachung des »Adlers« (Garudasana). Die Haltung hilft gegen Konzentrationsschwäche.

Schlaf, Kindchen, schlaf

*Wenn alles zu viel wird, wäre jeder gerne wieder Kind. Zumindest für einen Moment ist das sogar **am Schreibtisch** möglich.*

1) Die Computertastatur, Buch, Teller oder Glas beiseiteschieben.

2) Den Rücken aus dem Becken heraus gerade aufrichten.

3) Die Hände jetzt übereinander vor sich auf den Tisch legen.

4) Oberkörper nach vorn sinken lassen, Stirn auf den Händen ablegen.

5) Lassen Sie den Oberkörper mit jedem Ausatmen schwerer werden. Genießen Sie dabei die angenehme Dehnung zwischen den Schulterblättern.

6) Wenn der Chef reinkommt, murmeln Sie: »Bin wohl vor lauter Arbeit eingeschlafen!«

7) Dann richten Sie den Oberkörper wieder auf, recken und strecken sich und fahren mit Ihrem Tag fort.

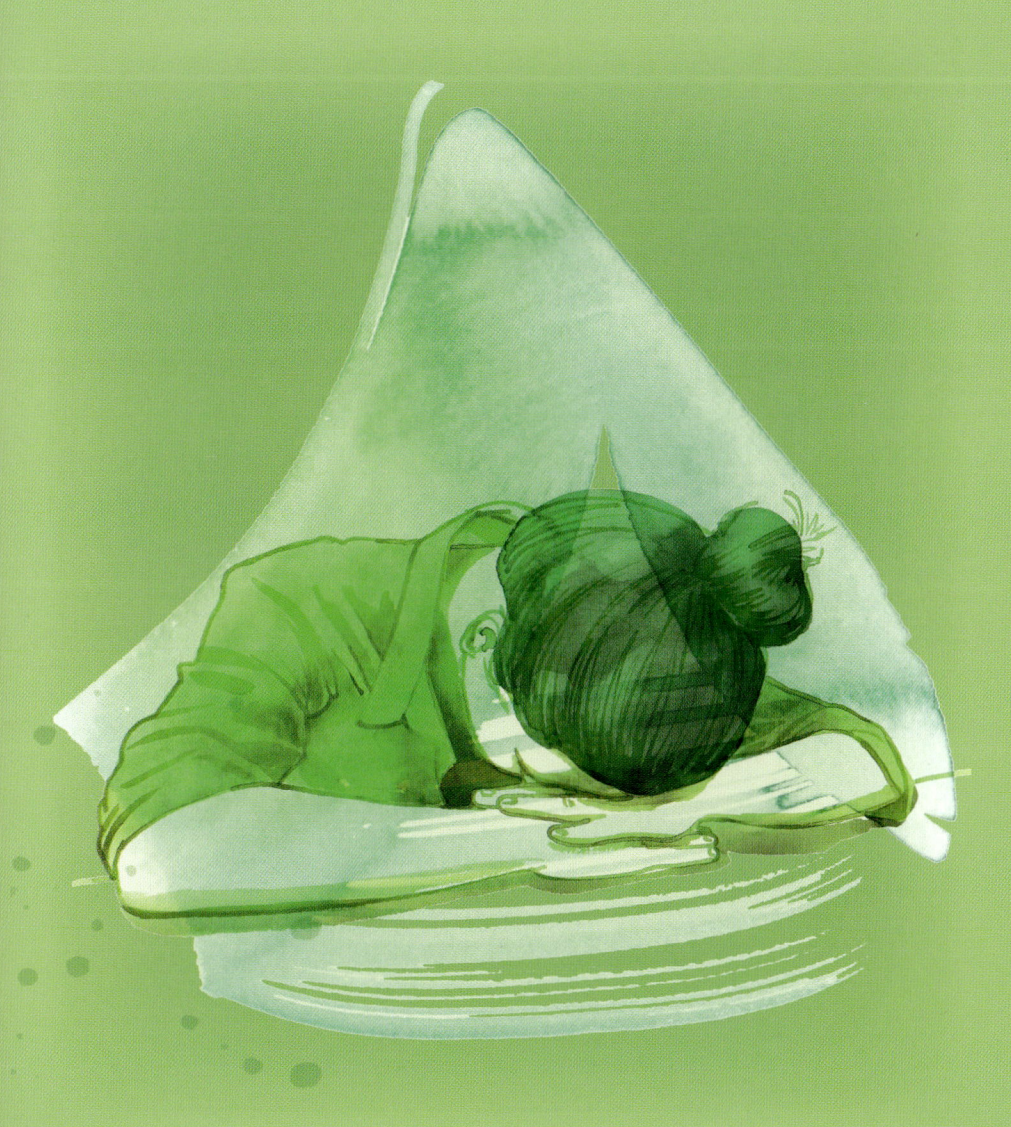

Geh(wegs)-meditation

Diese Variation klassischer Gehmeditationen ist (wortwörtlich) **ein Kinderspiel.**

---

1) **Verlangsamen** Sie Ihren Gang.

2) **Achten Sie** darauf, nicht auf die »Striche« zwischen den Gehwegplatten zu treten, sondern immer auf die ganze Platte.

3) **Setzen Sie** Ihre Schritte aufmerksam und präzise.

Übungsvariante

Wer möchte, kann die Schwierigkeit erhöhen und auf den genauen Bewegungsablauf achten: Ferse, Fußsohle, Ballen, Zehen, Gewichtsverlagerung, hinteren Fuß abheben, Knie beugen, Bein schwingen, aufsetzen ...

Hilft zu **fokussieren**. Die Gedanken werden dabei spielerisch gebündelt.

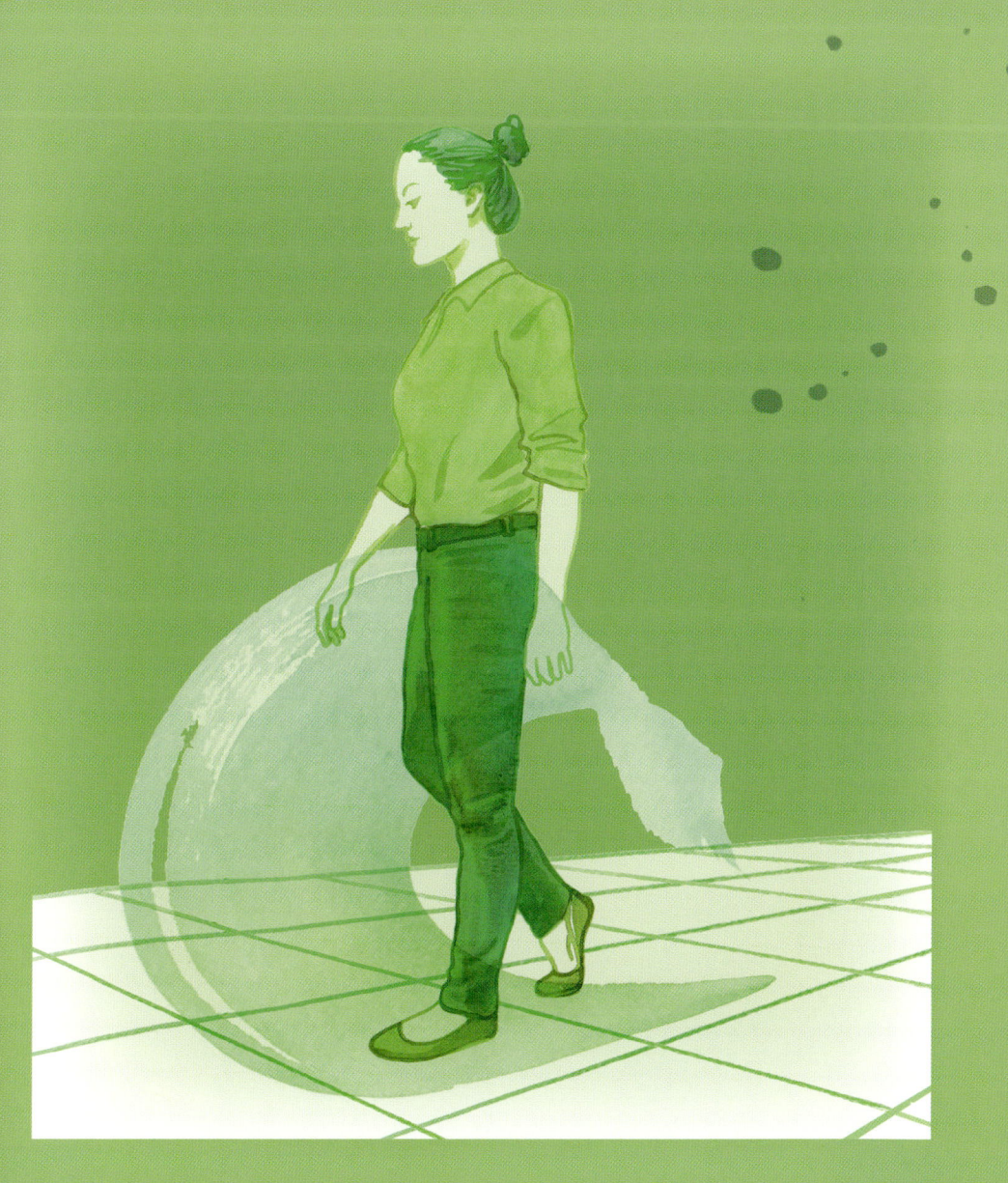

Reitende Göttin

*Wieder mal die langsamste Kassenschlange gewählt? Zeit für eine **starke Übung**.*

1) Stellen Sie die Füße etwa einen Meter weit auseinander, die Fußspitzen zeigen schräg nach vorne außen.

2) Legen Sie die Hände locker auf den Griff Ihres Einkaufswagens. Richten Sie den Rücken gerade auf.

3) Schieben Sie nun den Po nach hinten, während Sie langsam in die Knie gehen. Die Knie wandern nicht über die Fußspitzen hinaus. Bauch anspannen. Sie müssen nicht tief gehen, um die Wirkung zu spüren.

4) Halten, ruhig atmen.

5) Wenn die Karawane weiterzieht, aufrichten und mitgehen.

Fun Fact: Auf Deutsch heißt die Haltung »Göttinnenstellung«, auf Englisch unter anderem »Horse« – wörtlich: Pferd – vermutlich, weil man in einer ähnlichen Haltung auch reitet.

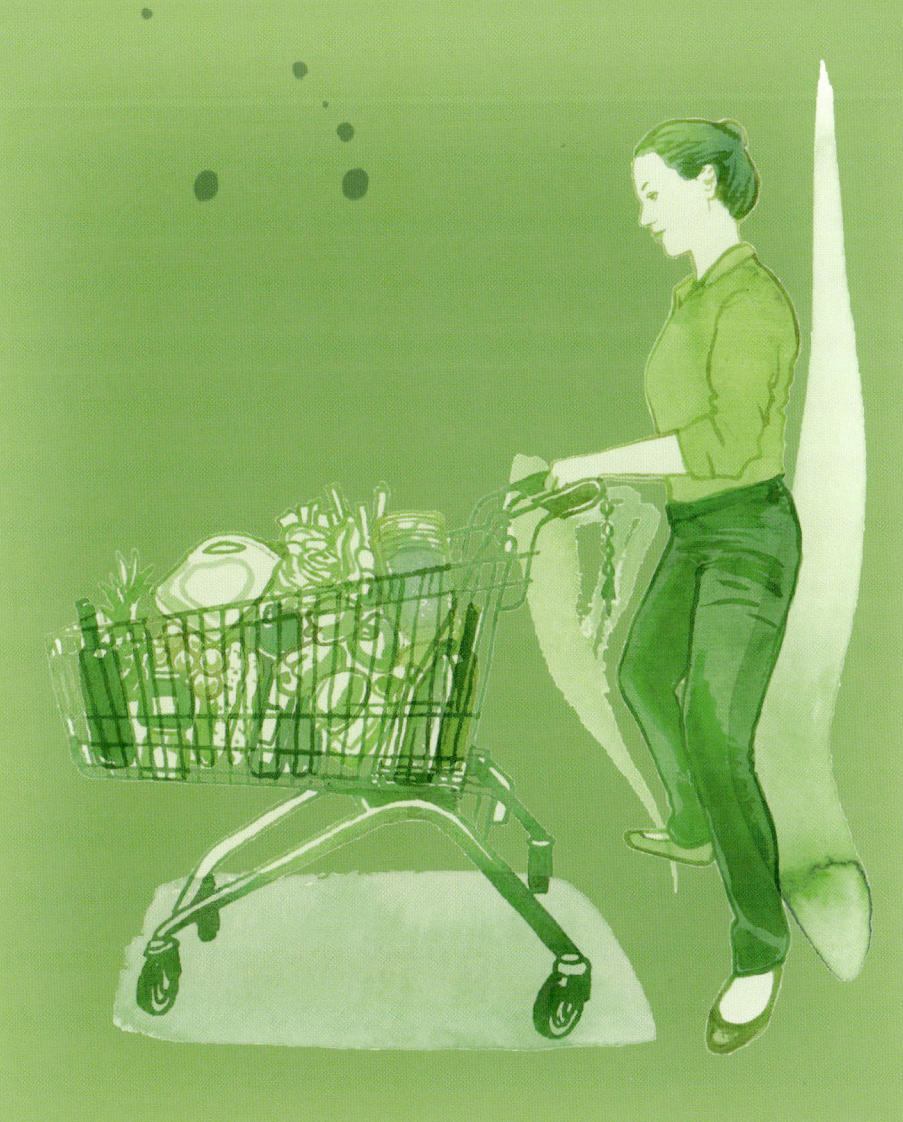

Mit der Ruhe einer Sphinx

*Manchmal will man einfach nur in Ruhe irgendetwas anschauen. Dabei lässt sich zugleich der **Rücken kräftigen**. Zugleich beruhigt die Haltung die Nerven!*

1) **Legen Sie** sich auf den Bauch. Am besten auf den Teppichboden oder auf eine Decke.

2) **Die Handflächen neben** dem Gesicht ganz flach auf den Boden legen, die Unterarme aufstützen.

3) **Ellbogen nah** am Körper lassen.

4) **Stützen Sie** nun den Oberkörper in die Höhe. Bauch, Becken und Beine bleiben liegen. Die Fußspitzen sind nach hinten weggestreckt, die Fußoberseite liegt auf dem Boden.

5) **Nun können** Sie in Ruhe Ihrer Tochter beim Spielen zusehen, TV gucken oder Ihrem Lieblingssong lauschen.

" Es gibt überall Blumen für den, der sie sehen will. **"**

Henri Matisse, französischer Maler

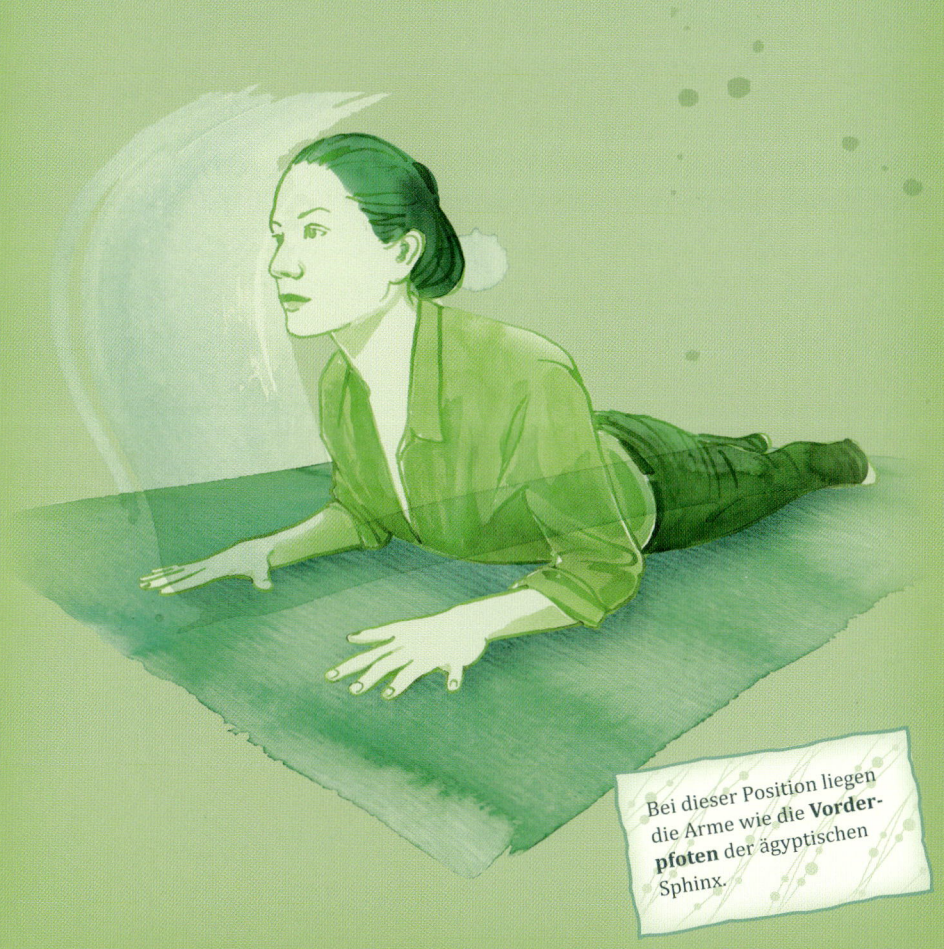

Bei dieser Position liegen die Arme wie die **Vorderpfoten** der ägyptischen Sphinx.

Das Leben in Zeitlupe

*Weniger ist mehr. Tausendmal gehört, tausendmal nix kapiert. Wir übertragen das Prinzip und testen seine Tauglichkeit: **Langsamer ist genauer.** Auch wenn es uns nicht passt, wir wissen, dass es stimmt.*

1) **Wählen Sie** eine beliebige Ihnen bekannte Yoga-Übung, zum Beispiel den Krieger oder Katze/Kuh (siehe Seite 22).

2) **Führen Sie** die Übung einmal wie üblich durch, in ganz normaler Geschwindigkeit.

3) **Danach führen** Sie dieselben Bewegungen so langsam wie möglich mit größter Aufmerksamkeit durch – es ist ganz erstaunlich, wie anders sich das anfühlt und was wir dabei so alles an Körpereindrücken wahrnehmen können.

4) **Nach Belieben** wiederholen Sie die Übung noch einmal auf der anderen Seite.

Übungsvariante

Sie können die Übung sogar ausschließlich im Geiste durchführen, während Sie weiter am Schreibtisch oder auf dem Sofa sitzen. Dabei werden dieselben Hirnregionen stimuliert, das heißt, der neurologische Effekt ist identisch. Das lässt sich durch Gehirnscans nachweisen.

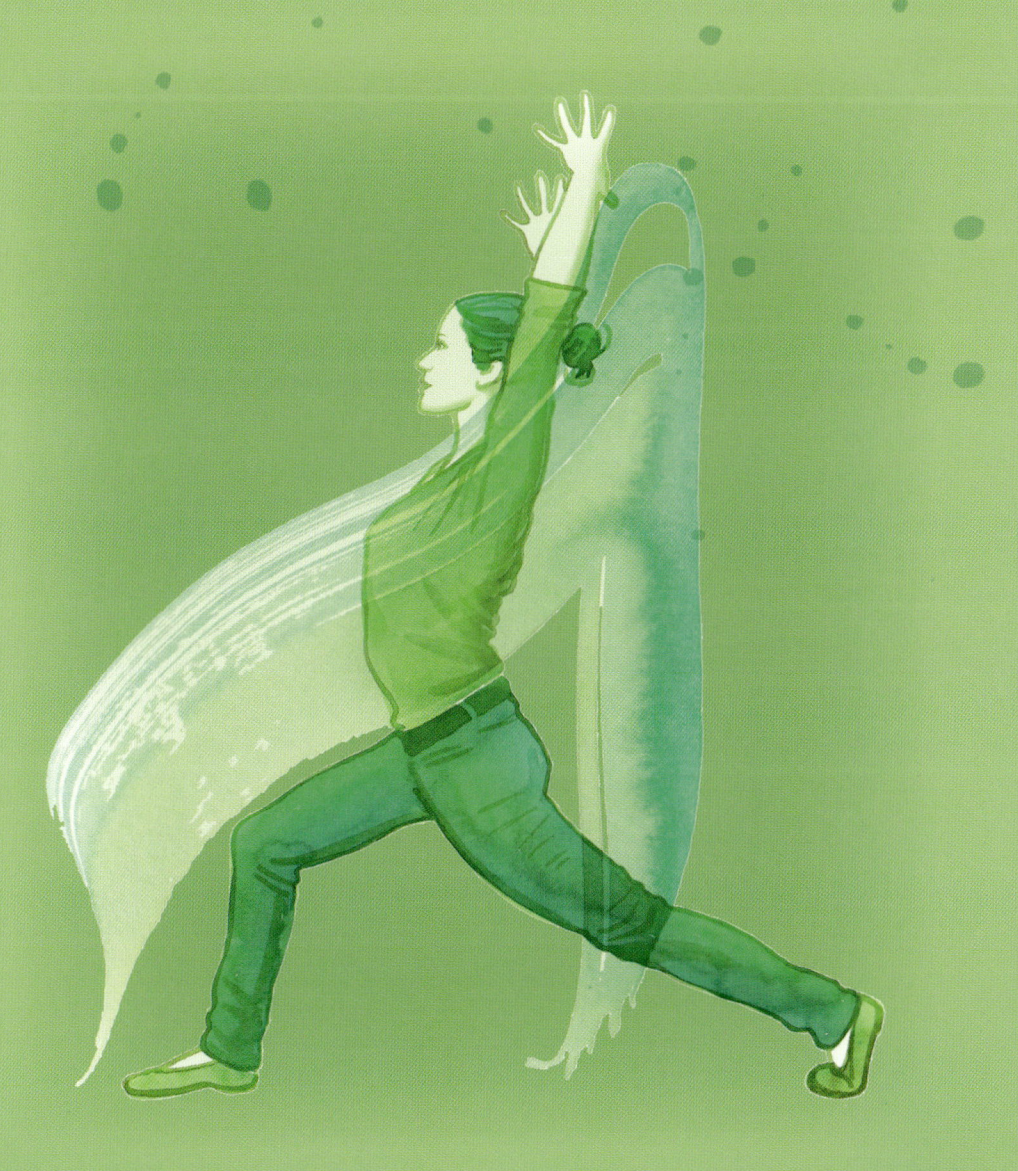

Was du nicht willst, das man dir tu ...

*Zum Yoga gehören nicht nur sportliche Haltungen, sondern auch **moralische Werte.** Sie sind auch nach Tausenden von Jahren eine Herausforderung.*

1) Im Yoga gibt es fünf »Yamas«, Regeln für den (besseren) Umgang mit anderen Menschen: Ahimsa (Nichtverletzen), Satya (Wahrhaftigkeit), Asteya (Nichtstehlen), Bramacharya (Enthaltsamkeit) und Aparigraha (Nichtbesitzergreifen). Suchen Sie sich sich eines dieser Motive aus. Beim ersten Mal am besten etwas, das Ihnen jetzt schon leichtfällt, Sie anspricht oder was Sie sowieso gern machen.

2) Versuchen Sie nun, sich eine Woche, einen Tag oder vielleicht auch nur eine Stunde daran zu halten. Nehmen Sie es sich fest vor und geben Sie Ihr Bestes! Dabei geht es – wie bei den Yoga-Haltungen – nicht um Perfektion. Sondern darum, immer wieder das eigene Gleichgewicht zu finden. Dabei können die folgenden Fragen hilfreich sein: Wie verstehe ich das Yama? Warum könnte ein solches Handeln die Welt besser machen? Wie kann ich diese Intention konkret umsetzen und zum Ausdruck bringen?

3) Danach blicken Sie zurück und ziehen Bilanz: Ist es Ihnen schwergefallen? Sind Sie (trotzdem) zufrieden mit Ihrem Einsatz? Hatten Sie Spaß an der Herausforderung? Wenn Sie mögen, nehmen Sie sich beim nächsten Mal ein anderes Yama vor!

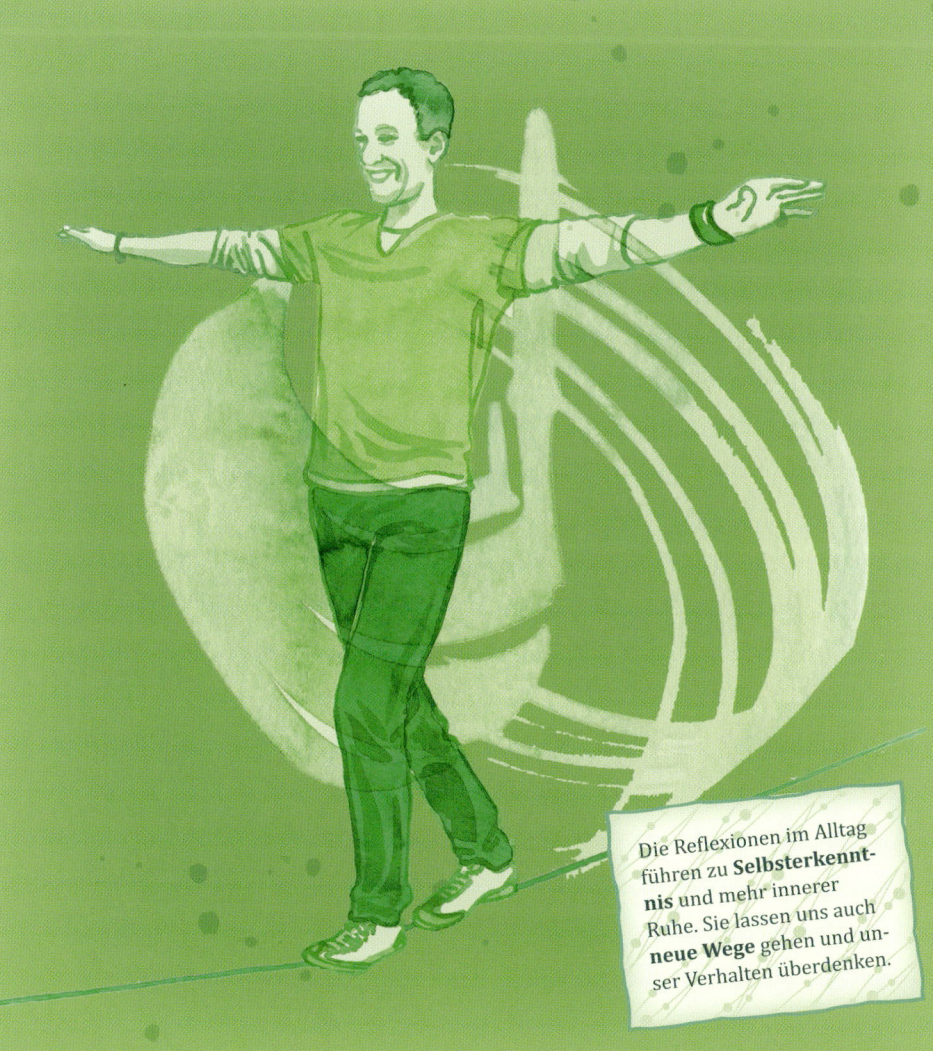

Die Reflexionen im Alltag führen zu **Selbsterkenntnis** und mehr innerer Ruhe. Sie lassen uns auch **neue Wege** gehen und unser Verhalten überdenken.

Zähneputzen über Kopf

*Sie bürsten hoffentlich Ihre Zähne schön regelmäßig? Sehr gut. Dann haben Sie ganz **automatisch Zeit** für ein paar kleine Entlastungsübungen.*

1) Beginnen Sie mit dem Zähneputzen. Stellen Sie Ihre Füße etwa hüftbreit (oder auch etwas weiter) auseinander. Die Zehen zeigen dabei nach vorn.

2) Lassen Sie nun den Oberkörper vornübersinken, sodass Sie – je nachdem, wie gelenkig Sie sind – beim Weiterputzen auf Ihren Badezimmerboden oder kopfüber zwischen Ihren Beinen hindurchschauen. Die Schwerkraft übernimmt die Arbeit. Einfach hängen lassen!

3) Nach fünf bis zehn Atemzügen, auf jeden Fall bevor Ihnen schwindelig wird, richten Sie sich mit dem Einatmen langsam wieder auf.

4) Weiterputzen. Die Übung nach Belieben wiederholen.

Übungsvariante

1) Überhaupt kann man die Zeit des Zähneputzens prima verwenden, um sich etwas Gutes zu tun (statt über den vergangenen Tag nachzudenken oder das Morgen zu planen).

2) Schreiben Sie mit Fenstermarker an Ihren Spiegel (oder kleben Sie einen hübschen Zettel daran): Was war toll heute? Und beantworten Sie die Frage jeden Abend im Geiste!

3) Stehen Sie eine Weile auf dem einen Bein, dann auf dem anderen.

4) Sehen Sie sich beim Zähneputzen im Spiegel liebevoll in die Augen!

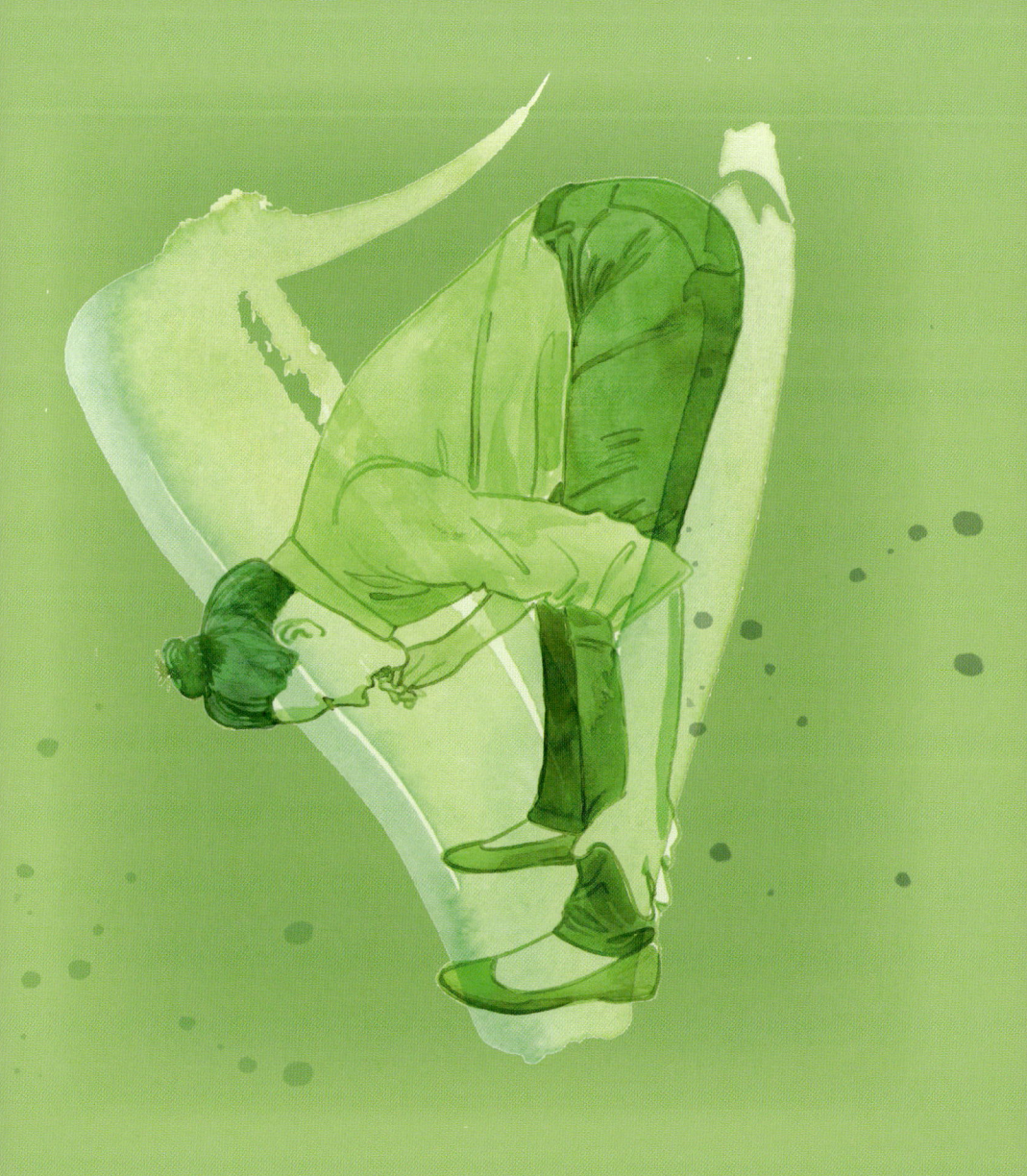

Energie

Die Batterien sind leer, der Tag aber noch lang? Viele Yoga-Übungen verbessern durch den tiefen Atem die Sauerstoffzufuhr in den Körper und/oder aktivieren Energiebahnen (Meridiane) im Körper. Sie wirken wie ein Frischekick zwischendurch. Das erhöht Aufmerksamkeit und Lebensfreude.

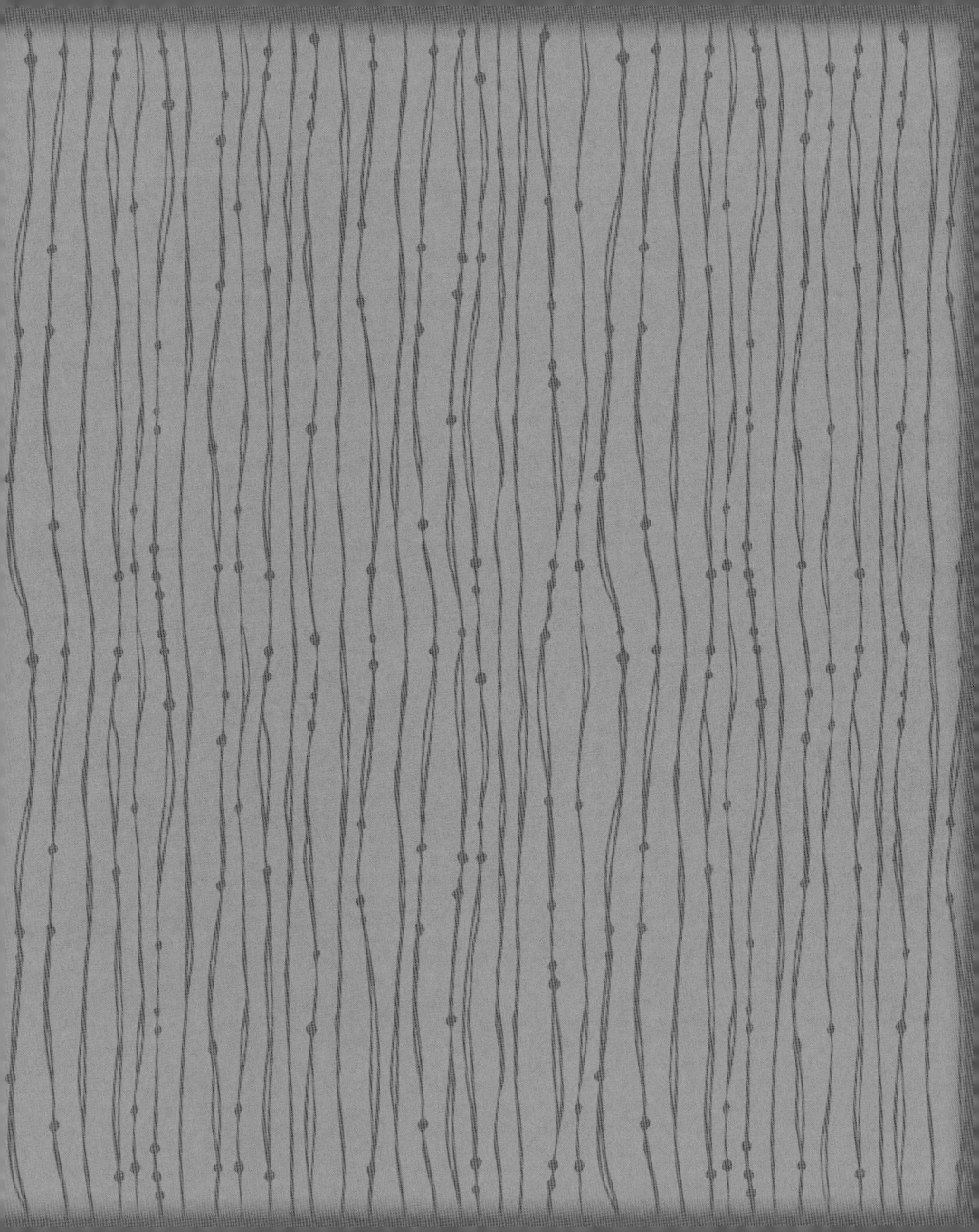

Aufstehen ohne Stress

*Ein paar kleine Yoga-Tricks **noch im Bett** dauern keine zwei Minuten und heben die Stimmung deutlich. Für einen frischen Start in den Tag.*

1) Ballen Sie die Fäuste und öffnen Sie sie zügig wieder, Finger dabei strecken, dann wieder Fäuste ballen.

2) Zehen nach unten strecken, dann zum Körper hinziehen.

3) Strecken Sie Ihre Hände seitlich neben dem Körper zu den Füßen hin, Kopf nach oben strecken.

4) Die Zunge so weit wie möglich herausstrecken (es sieht ja keiner).

5) Augen »aufflattern« lassen: Lider schließen und dann mehrfach schnell öffnen und wieder schließen – wie ein Stroboskoplicht in der Disco. Schließlich offen lassen und dem Tag in die Augen sehen.

6) Besser gelaunt raus aus dem Bett kommen. Los geht's, was kostet die Welt?

> „ Was hilft aller **Sonnenaufgang**, wenn wir **nicht aufstehen?** "
>
> *Georg Christoph Lichtenberg, deutscher Physiker*

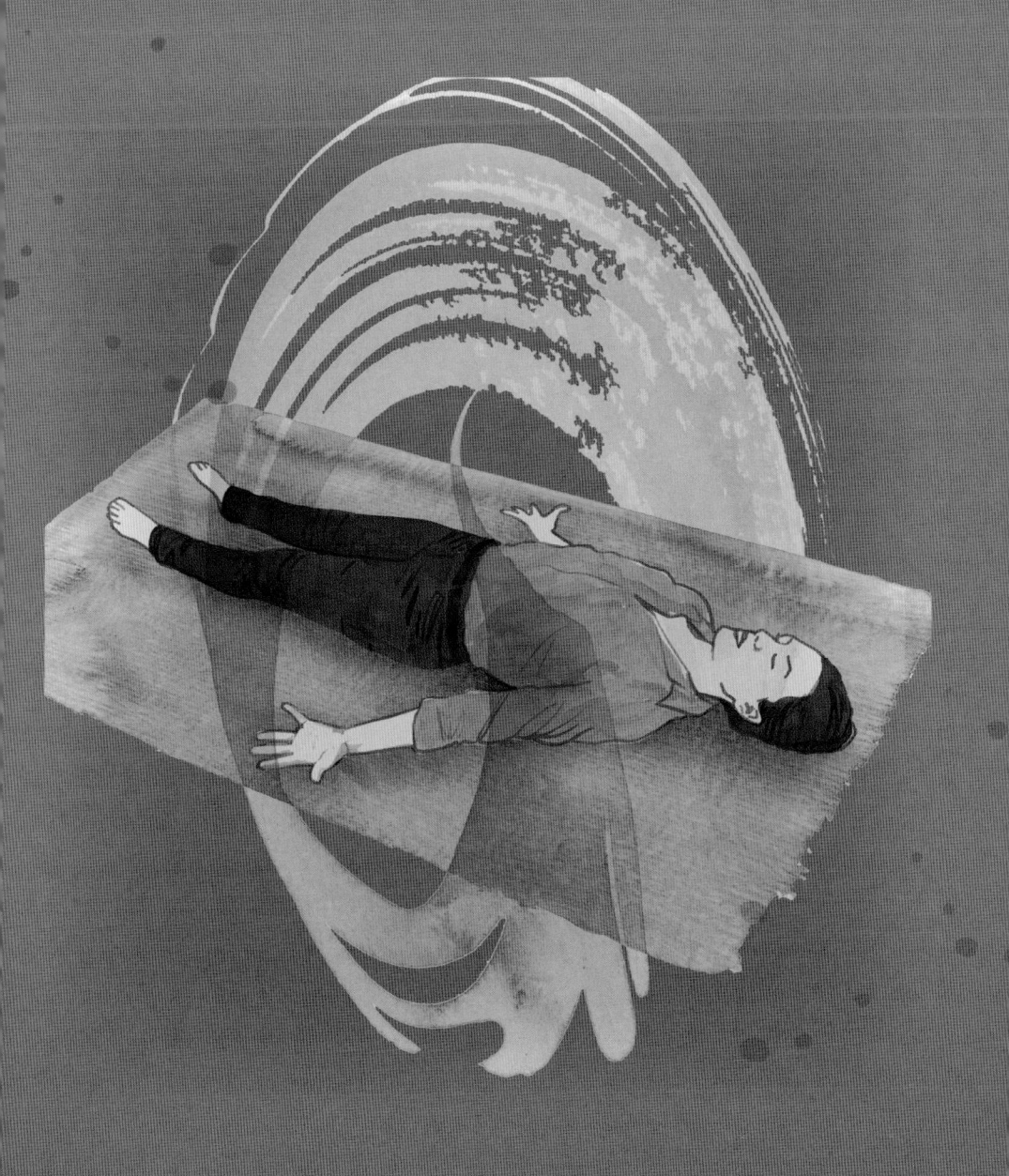

Halbe Schraube aus dem Bett

*Drehungen bringen den Energiefluss und auch die Verdauung **in Schwung**. Am besten gleich morgens vor dem Aufstehen!*

1) Bleiben Sie auf dem Rücken liegen. Winkeln Sie das rechte Bein an und lassen Sie es über das linke hinweg auf die Matratze sinken. Schultern und Hüfte bleiben, wenn möglich, liegen wie bisher.

2) Wenn Sie mögen, legen Sie die linke Hand auf das rechte Knie. Nicht drücken, aber Sie können beim Absinkenlassen helfen. Der Kopf schaut nach links, von der Beindrehung weg.

3) Atmen Sie entspannt in die Dehnung von unterem Rücken und rechtem Oberschenkel hinein.

4) Strecken Sie Ihr rechtes Bein zurück in die Mitte aus. Linkes Bein anwinkeln und nach rechts sinken lassen. Legen Sie die rechte Hand, wenn gewünscht, auf das linke Knie. Den Kopf nach links drehen. Ruhig weiteratmen.

5) Lassen Sie das Bein liegen, drehen Sie den Oberkörper nach, sodass Sie auf der rechten Seite liegen. Dann aufstehen.

Je nachdem, auf welcher Bettseite Sie aufstehen, müssen Sie sich vielleicht auf die andere Körperseite drehen. Wenn Sie über rechts aus den Federn hüpfen können, hat **das Herz** mehr Raum.

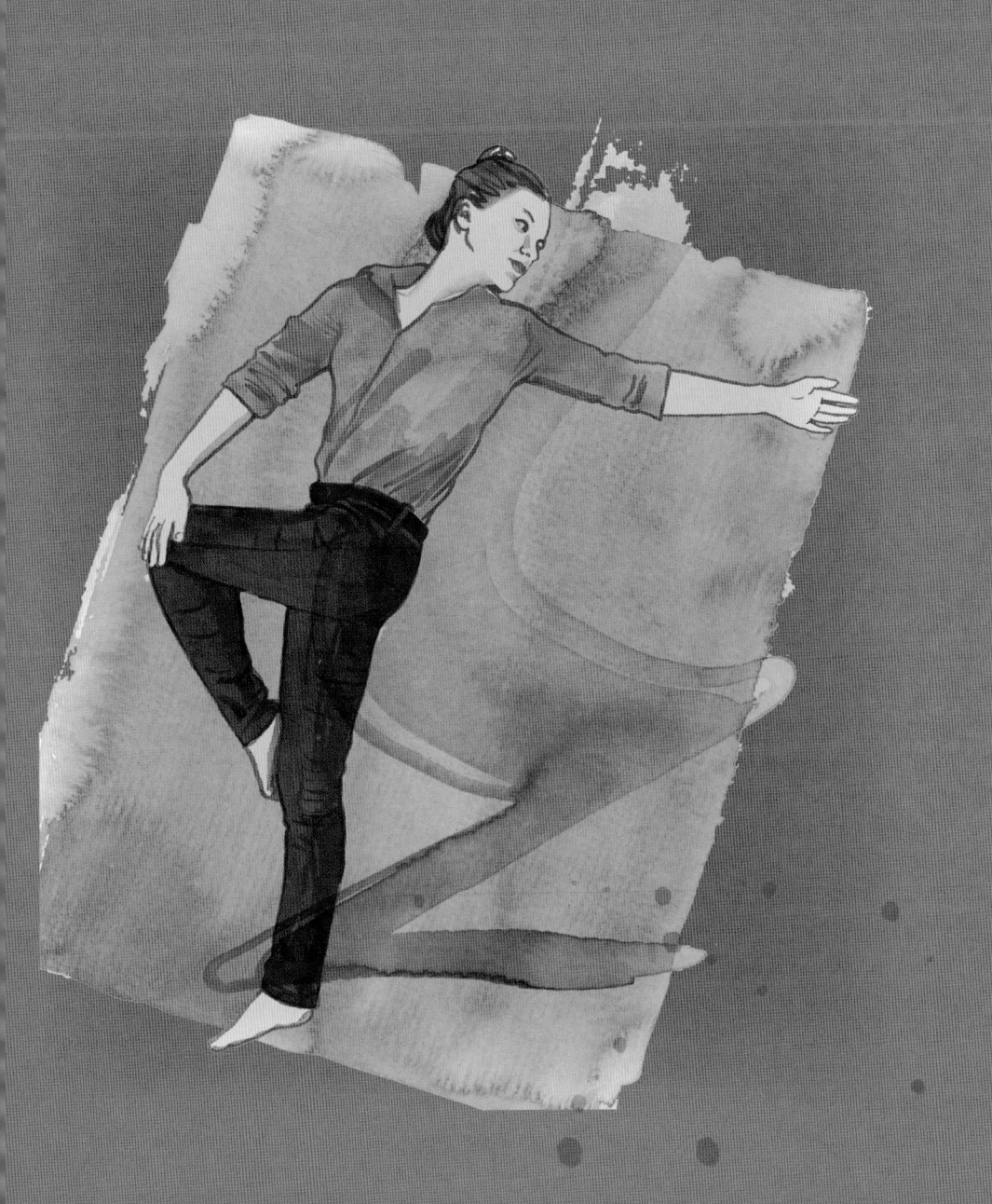

Wake Me Up Before You Go-Go

Wir stehen wie bestellt und nicht abgeholt in der Küche herum und warten jetzt darauf, dass unser Körper endlich begreift: Es ist Tag! **Gähnen Sie sich wach,** *während Sie der Kaffeemaschine zusehen.*

---

1) Stellen Sie sich vor, Sie würden einen riesigen Kaugummi kauen.

2) Öffnen Sie Ihren Mund, so weit Sie können. Bewegen Sie den Kiefer dabei vorsichtig nach rechts und links, ohne dass es knackt. Schließen Sie dann den Mund wieder.

3) Wiederholen Sie die Übung langsam und bewusst zwei- bis dreimal.

4) Öffnen Sie den Mund schließlich, so weit Sie können, schließen Sie die Augen, wenn Sie mögen, gähnen Sie.

5) Atmen Sie tief ein und spüren Sie, wie der Sauerstoff sich über die Blutbahnen im ganzen Körper verteilt.

6) So, und jetzt ist der Kaffee auch endlich durchgelaufen. Genießen Sie ihn!

> „Als Gott den **Menschen schuf,**
> war er bereits **müde,**
> das erklärt manches. "
>
> *Mark Twain, amerikanischer Schriftsteller*

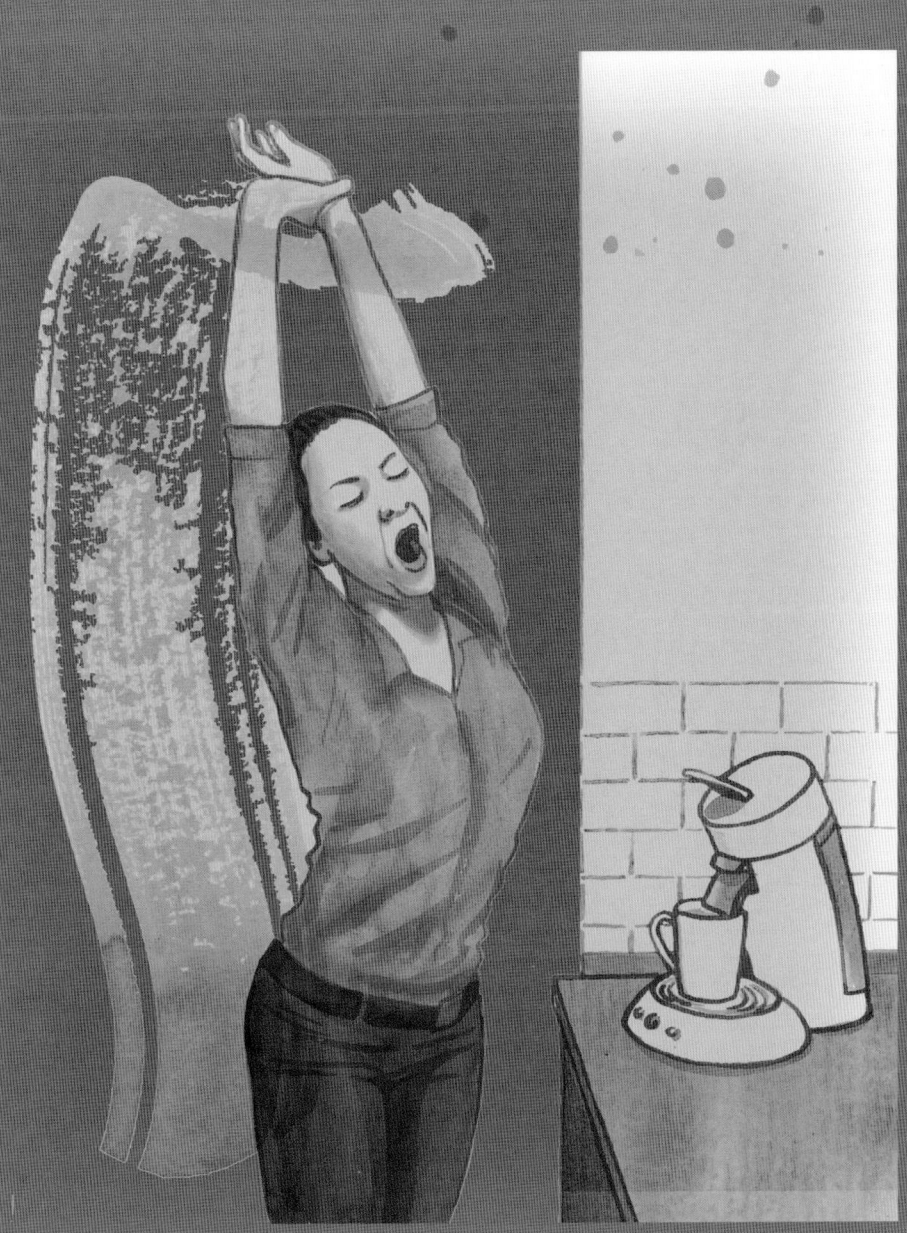

Bleibt alles anders

Mit einem kleinen Handgriff können wir im Alltag vollkommen unauffällig
***Kreativität** und **Aufmerksamkeit** reaktivieren!*

1) **Verschränken Sie** die Finger.

2) **Lösen Sie** die Finger dann wieder und verschränken Sie sie erneut – um einen Finger versetzt (das heißt den anderen Zeigefinger obenauf).

3) **Fühlt sich** merkwürdig an.

4) **Achten Sie** für einen Moment auf diesen ungewohnten Reiz.

Übungsvariante

Für eine länger andauernde Hirnstimulation können Rechtshänder die Computermaus oder das Trackpad nach links stellen (Linkshänder auf die rechte Seite).

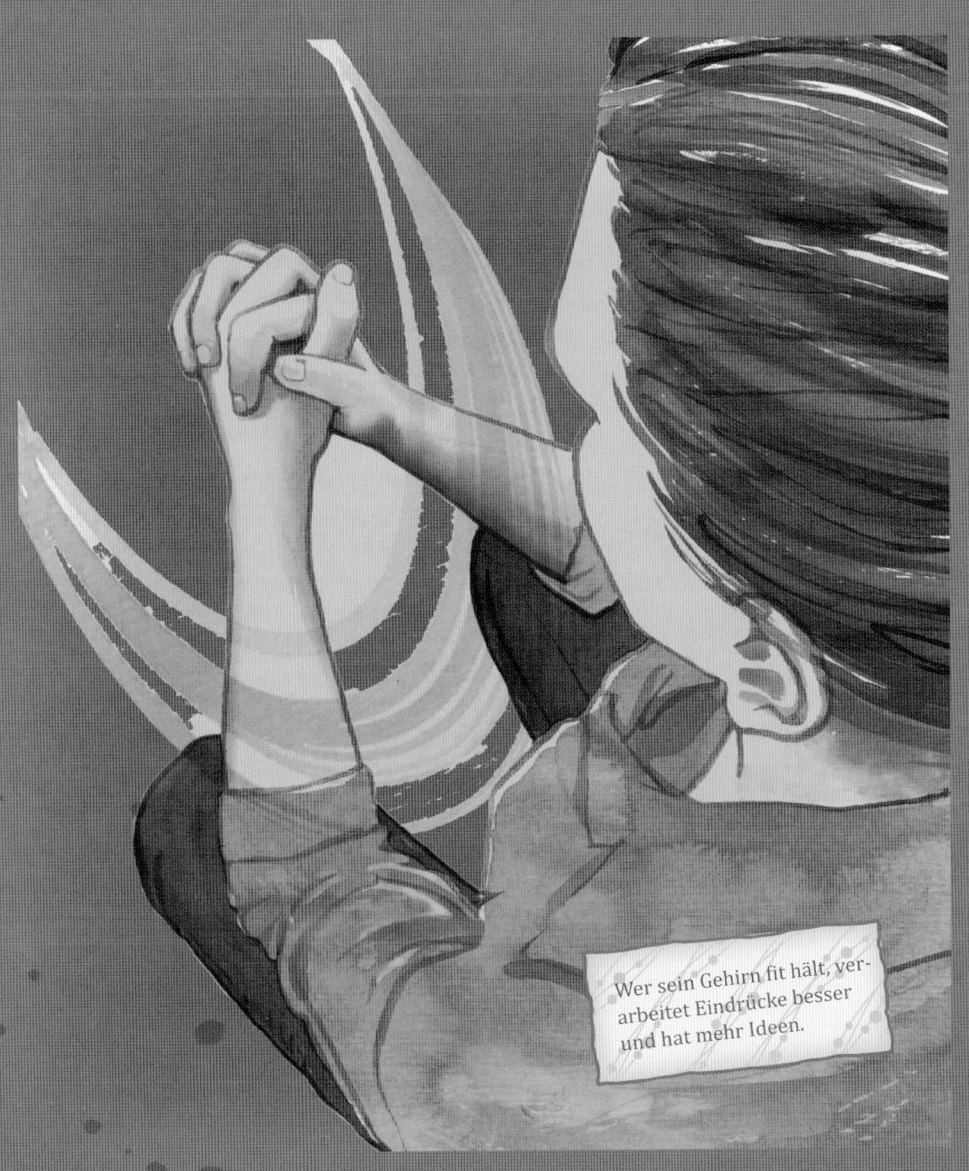

Wer sein Gehirn fit hält, ver-
arbeitet Eindrücke besser
und hat mehr Ideen.

Hoch hinaus

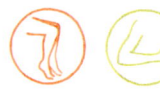

*Wie oft steht man **einfach so** und wartet? Auf das Meeting, auf die Kollegen, auf die Mittagspause, auf den Klempner. Machen Sie was draus!*

---

1) Recken Sie sich auf die Zehenspitzen (im besten Fall ohne Festhalten).

2) Lassen Sie Ihre Fersen langsam wieder absinken, bis Sie auf Ihrer gesamten Fußfläche stehen.

3) Nach Belieben wiederholen, bis etwas anderes wichtiger erscheint.

Übungsvariante

Sie können Ihre Arme in die Übung einbeziehen und ebenfalls in die Höhe strecken, wenn Sie auf die Zehenspitzen gehen. Das bleibt dann allerdings nicht mehr ganz so unauffällig.

" Es gibt kein großes Genie ohne einen Hauch Verrücktheit. **"**

Aristoteles, griechischer Philosoph

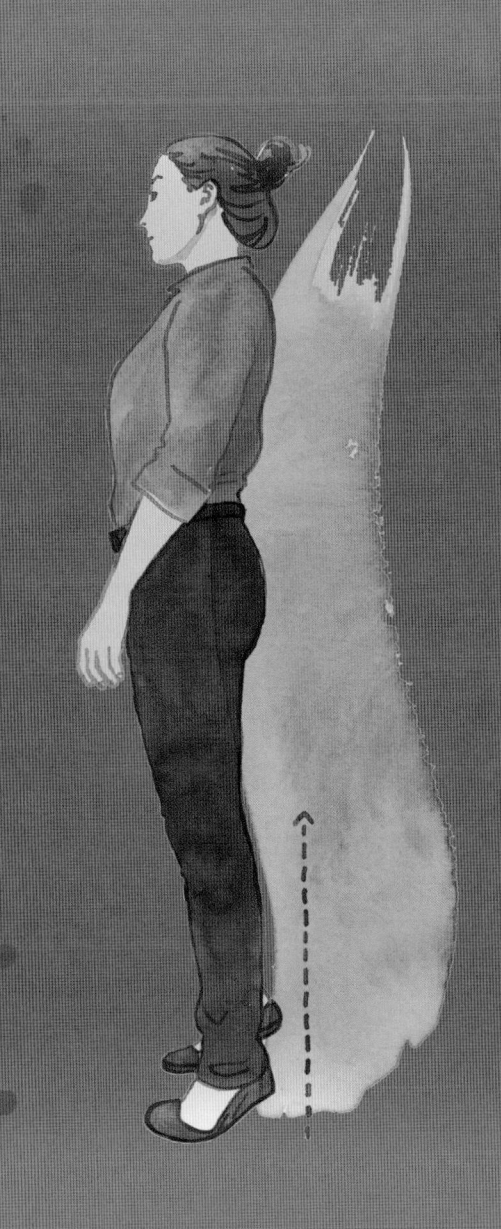

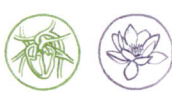

Let Me Entertain Me!

*Chef oder Stau oder Partner machen Sie gerade richtig wütend? Das Beste gegen schlechte Laune: **laut singen!** Hilft garantiert immer!*

1) Singen Sie laut! Je begeisterter Sie das tun, desto besser!

2) Wenn Sie nicht laut singen können (zum Beispiel auf der Damentoilette im Büro), singen Sie stumm, aber mit voller Kraft (wie Luftgitarre mit den Stimmbändern)!

3) In der Partnerschaft kann der Gesang auch ansteckend wirken – ausprobieren: Singen statt streiten!

4) Perfekte Songs, um die Laune zu heben: »I Will Survive«, »Mamma Mia«, »Blue (Dabedi-Dabeidei)«, »Big In Japan«, »Here I Go Again« »It's My Life«, »Walking On Sunshine«, »Atemlos durch die Nacht«, »Don't Worry, Be Happy«, »Ich war noch niemals in New York« ...

Viele Yoga-Stunden werden mit einem sogenannten **»Chant«** (ein melodischer Gesang) begonnen oder beendet. Er bringt unsere Gefühle und Wahrnehmungen sanft **in Einklang**.

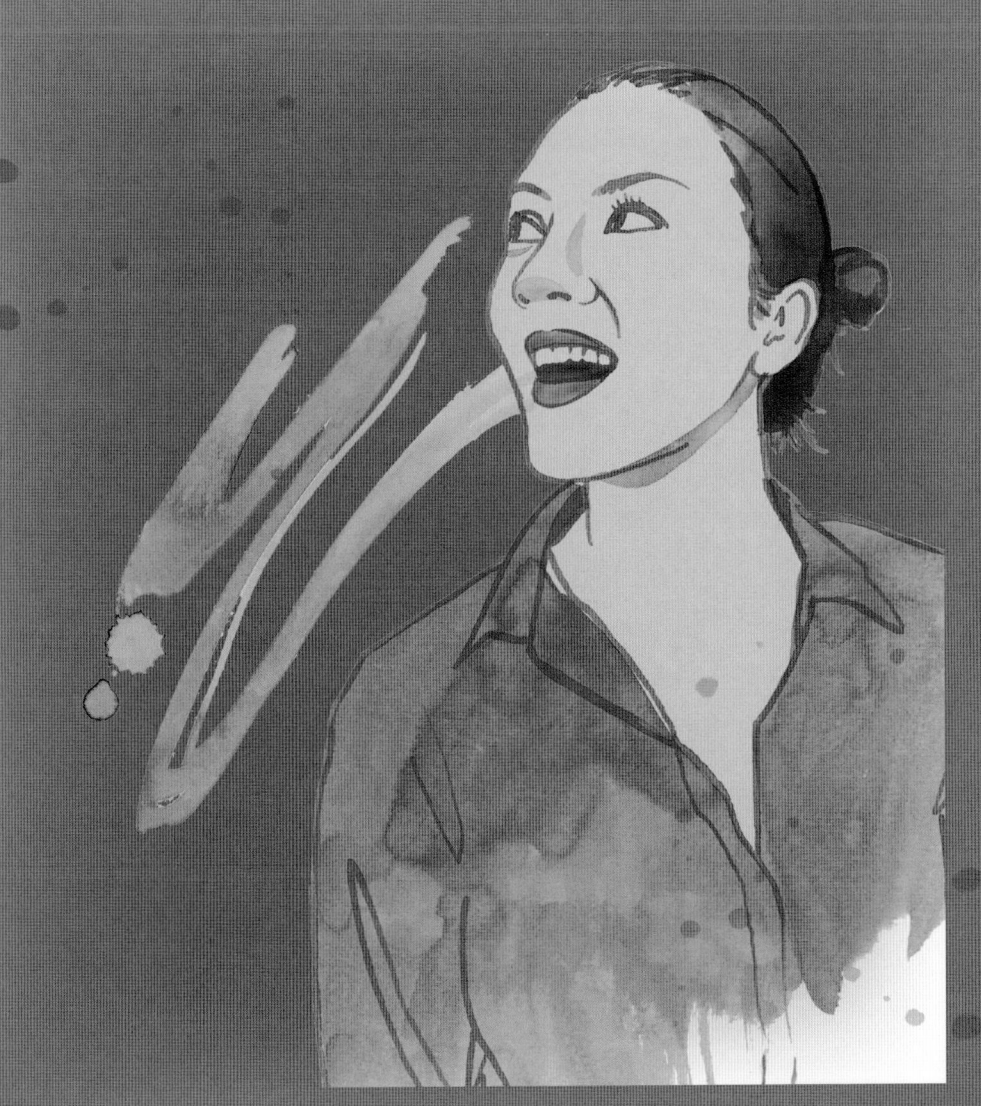

Schwanenhals für Anfänger

*Schultern und Nacken und Kopf sind mitunter eine einzige Gesamtverspannung. Sie können sie mit dieser simplen Übung ganz vorsichtig lockern und für **frischen Wind** in Ihren grauen Zellen sorgen.*

1) **Richten Sie** Ihren Rücken auf.

2) **Neigen Sie** den Kopf vorsichtig zur linken Seite.

3) **Strecken Sie** den linken Arm nach oben und über Ihren Kopf hinweg. Legen Sie die linke Hand auf das rechte Ohr.

4) **Spüren Sie** Ihre Schwere, geben Sie dem Zug einige Atemzüge lang nach. Nicht ziehen! Kurz halten, dann Seite wechseln.

5) **Nach Wunsch** und Bedürfnis die Übung maximal dreimal je Seite ausführen.

„
Denken ist schwer,
darum urteilen die meisten.
Carl Gustav Jung, Schweizer Psychoanalytiker

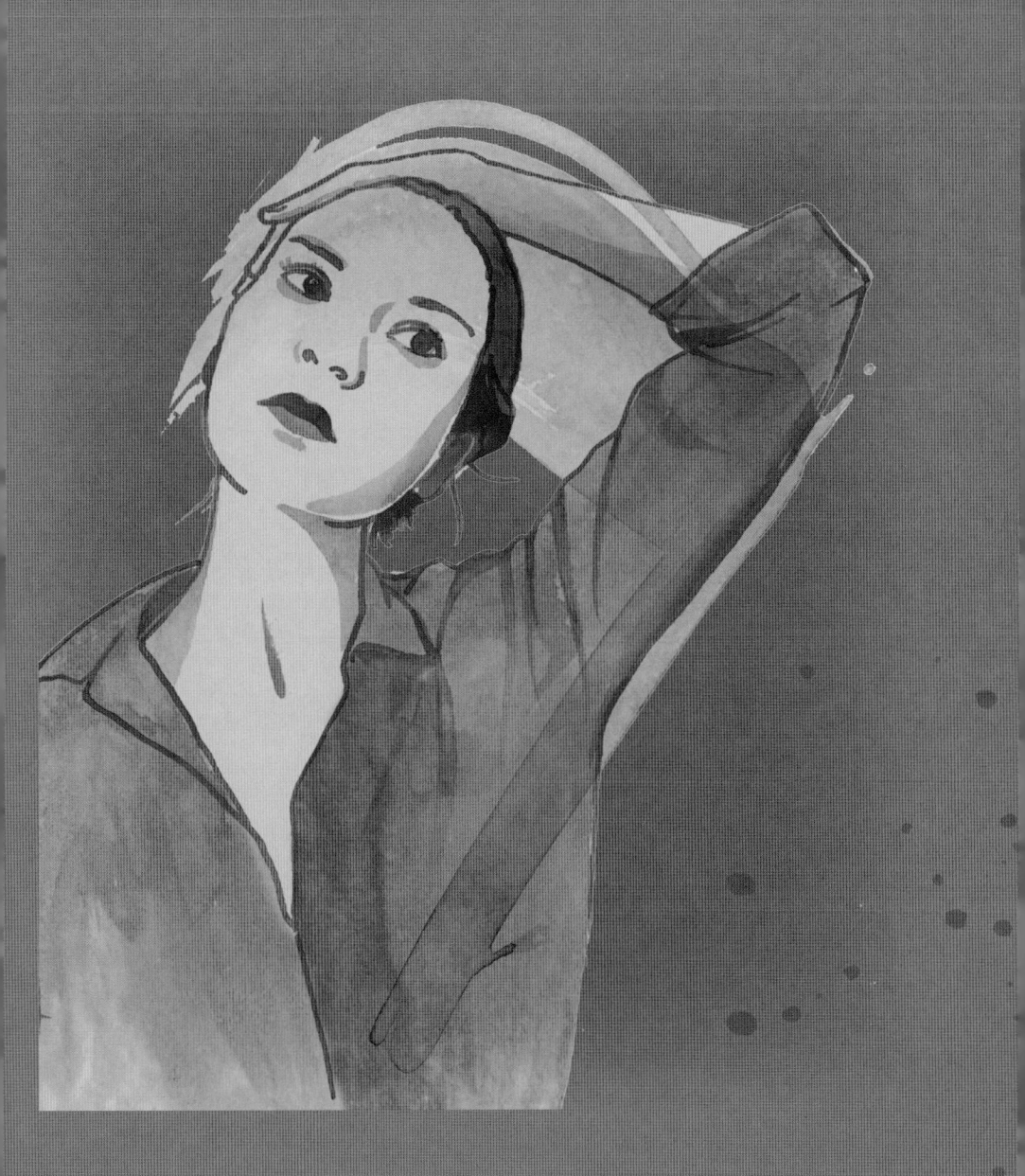

Kugelfisch

*Man kann das Gegenüber sehr herzlich **zum Lachen bringen** und sich dabei auch selbst etwas richtig Gutes tun! Probieren Sie's mal so:*

1) Atmen Sie ein. Blasen Sie Ihre Wangen auf, so als wollten Sie einen Riesenluftballon aufpusten.

2) Pressen Sie die Lippen aufeinander, lassen Sie keine Luft entweichen. Auch gegen die Innenseiten der Lippen pressen Sie von innen Luft.

3) Nun legen Sie Ihre Zeigefinger rechts und links auf Ihre Wangen und drücken leicht dagegen, sodass Sie einen Widerstand spüren. (Achtung: Sie prusten dabei nicht die Luft aus!)

4) Zehn bis fünfzehn Sekunden halten und ausatmen, bevor es unangenehm wird.

Energetisiert, hilft gegen Falten und schlaffe Wangen. Stimuliert Akupressurpunkte für Nebenhöhlen.

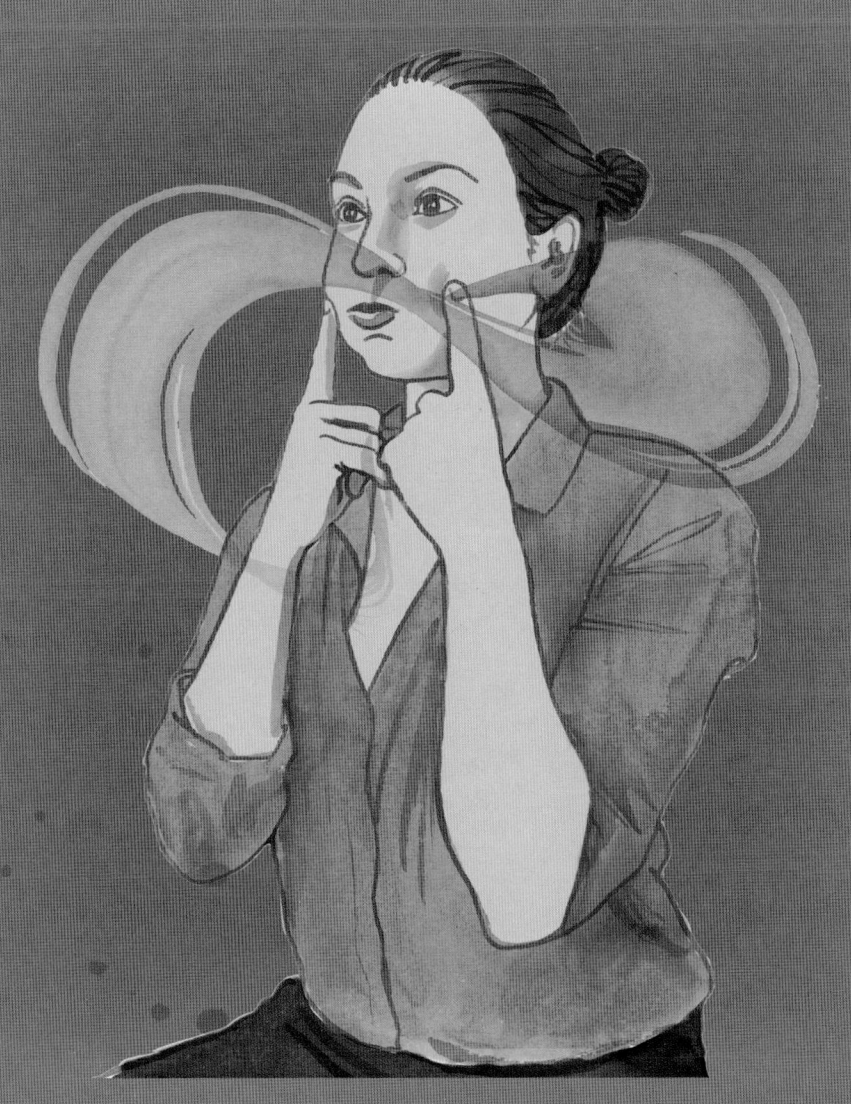

Lautloser Löwe

Der Yoga-Löwe brüllt, so laut er kann. Das macht vor allem in der Gruppe großen Spaß. Der Effekt ist aber **stumm** *fast genauso gut. Sie sollten nur darauf achten, dass Ihnen dabei keiner zuguckt.*

1) **Richten Sie** Ihren Rücken gerade auf.

2) Den Kopf ganz leicht nach vorn strecken, dabei den Mund weit aufreißen und die Augen weit geöffnet lassen.

3) Stoßen Sie einen stummen Schrei aus, solange der Atem reicht.

4) Augen schließen, ruhig einatmen. Übung nach Belieben wiederholen.

Übungsvariante

1) Im Stehen oder im Sitzen die Zähne fletschen.

2) Ballen Sie die Fäuste, spannen Sie den ganzen Körper so stark an wie möglich. Halten Sie die Wirbelsäule gerade, den Hals nicht nach hinten abknicken, weiteratmen.

3) Nun ziehen Sie das Kinn in Richtung Kehle und fletschen die Zähne.

4) Nach kurzer Zeit entspannen und durchatmen. Nach Belieben und bei Bedarf wiederholen.

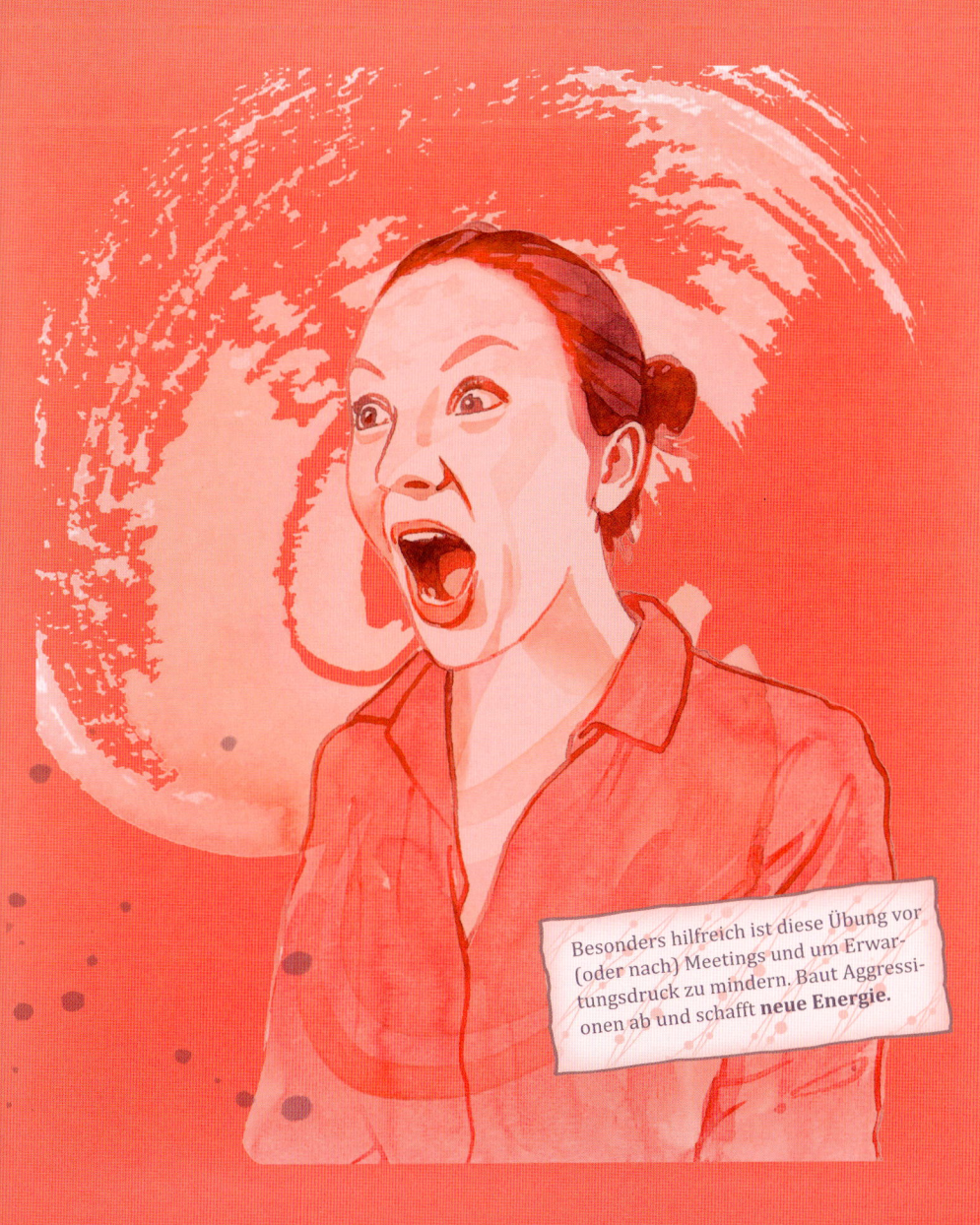

Besonders hilfreich ist diese Übung vor (oder nach) Meetings und um Erwartungsdruck zu mindern. Baut Aggressionen ab und schafft **neue Energie**.

Sei (k)ein Frosch

*Schon vor der Haustür, da **fällt der Schlüssel runter.** Auch das noch! Seien Sie nicht genervt, sondern nutzen Sie die Chance auf mehr Alltagsfitness.*

1) **Wenn Ihnen ein** Stift oder der Schlüsselbund heruntergefallen ist, bücken Sie sich nicht wie normal.

2) **Stattdessen stellen** Sie die Füße etwa hüftbreit auseinander, die Zehen leicht nach außen gedreht.

3) **Richten Sie** den Rücken auf und halten Sie ihn gerade.

4) **Nun gehen** Sie in die Hocke, dabei zeigen die Knie nach außen (das heißt nach vorne rechts und vorne links). Der Rücken bleibt aufgerichtet.

5) **Heben Sie** nun den Gegenstand auf, der Ihnen heruntergefallen ist.

6) **Richten Sie** sich mit geradem Rücken aus den Beinen heraus wieder auf.

> **„** Leben,
> das ist das **Allerseltenste in der Welt** –
> die meisten Menschen existieren nur. **"**
>
> *Oscar Wilde, irischer Schriftsteller*

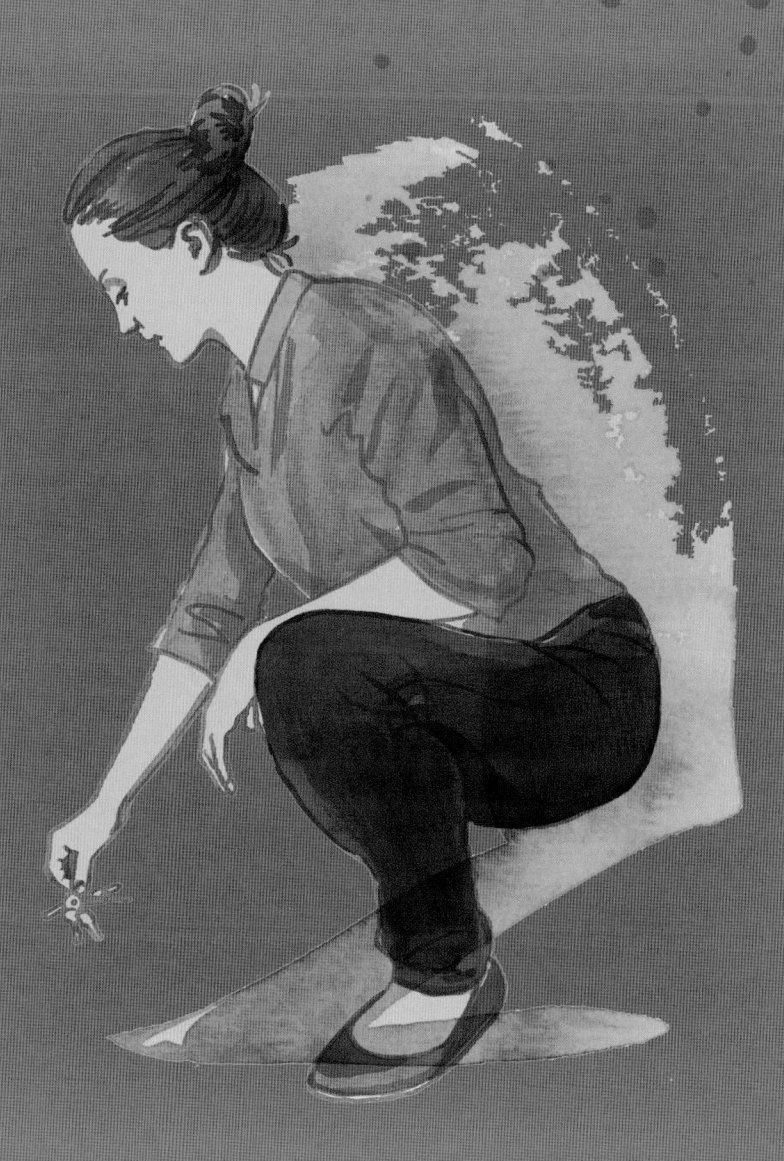

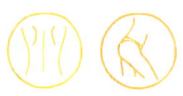

Kreislauf des Lebens

*Die »Sufikreise« werden im Kundalini-Yoga als Aufwärmübung zu Beginn der Stunde eingesetzt. Sie **beleben den Geist,** trainieren den **Gleichgewichtssinn** und massieren **die inneren Organe,** sodass diese besser durchblutet werden.*

1) Setzen Sie sich aufrecht hin, legen Sie die Hände auf die Knie. Die Übung lässt sich im Schneidersitz durchführen, aber auch auf einem Bürostuhl.

2) Führen Sie weite Kreise mit dem Oberkörper durch (eventuell müssen Sie Rücksicht auf die Stuhllehne nehmen). Halten Sie dabei den Kopf aufrecht.

3) Mitzählen, nach fünf bis zehn Kreisen die Richtung wechseln und ebenso oft in die andere Richtung kreisen.

Achten Sie darauf, wie unterschiedlich die Richtungen sich anfühlen. Kreisen Sie, wenn möglich, **im Rhythmus Ihres Atems**. Versuchen Sie, die Schultern locker zu lassen.

130

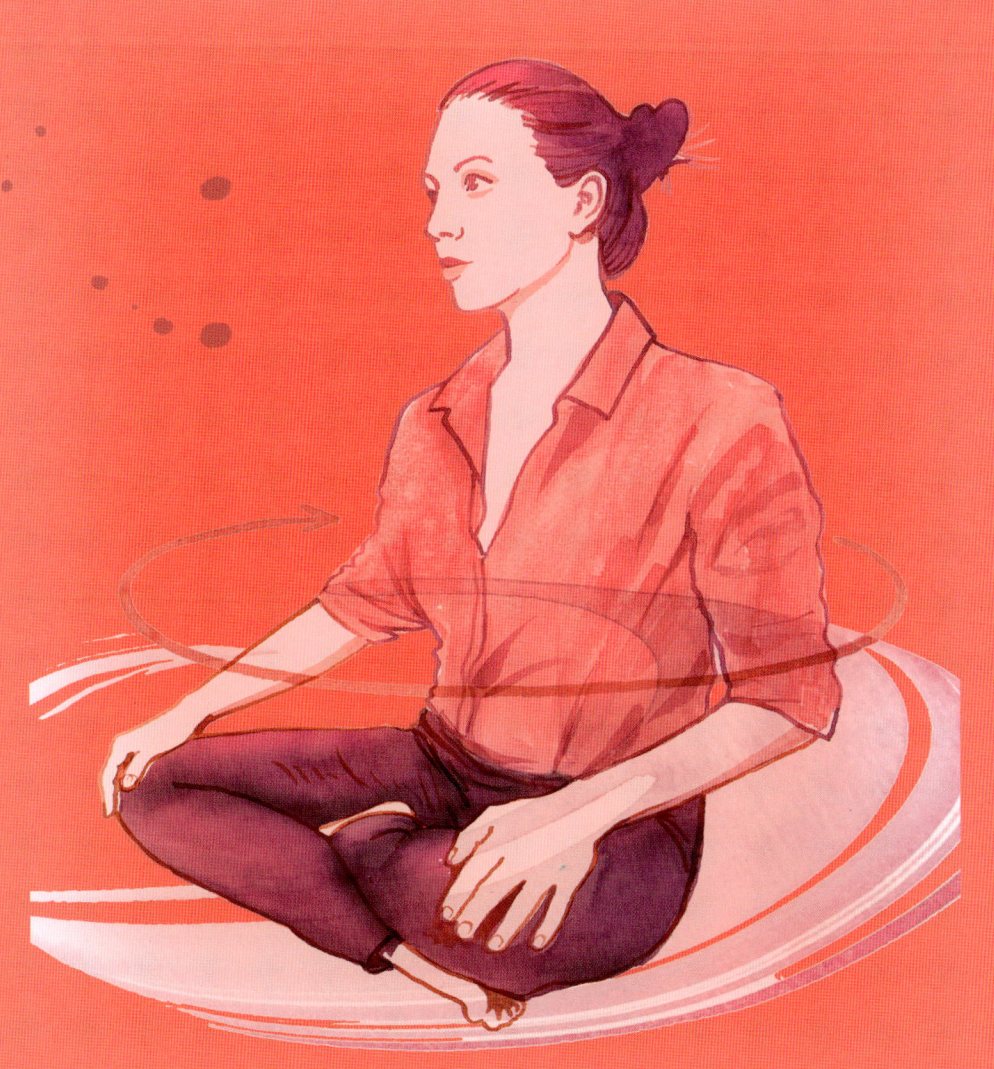

Kleines Atem-Einmaleins

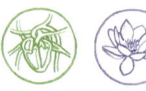

*Manchmal läuft uns der Atem davon, geht flach oder hektisch. Diese **einfache Atemübung** hilft, dem Alltagsstress gut standzuhalten.*

1) Mithilfe des Atems können wir aktiv unsere Stimmung beeinflussen. Dafür müssen wir aber zuerst wahrnehmen, wie es uns geht und wie wir uns gerade fühlen. Horchen Sie einen Augenblick in sich hinein. Fühlen Sie sich eher schlapp und erschöpft – oder gestresst und überfordert?

2) Betonen und verlängern wir das Einatmen, so stimuliert das den Körper, macht uns wacher. Betonen und verlängern wir das Ausatmen, entspannt dies und hilft bei körperlichen und geistigen »Verdauungsprozessen«.

3) Wenn Sie Ihre Energiereserven aufladen wollen, zählen Sie beim Einatmen langsam 1 – 2 – 3 – 4, halten Sie die Luft kurz an, zählen Sie beim Ausatmen (im gleichen Tempo) 1 – 2. Das heißt, die Einatmung ist doppelt so lang wie die Ausatmung. Nach dem Ausatmen können Sie ebenfalls einen Moment pausieren, ohne dass dies zu einer Anstrengung wird.

4) Möchten Sie entspannen und das Tagesgeschehen verarbeiten, so zählen Sie beim Einatmen 1 – 2 und beim Ausatmen 1 – 2 – 3 – 4. Ihr Ausatmen ist also doppelt so lang wie das Einatmen. (Auch in diesem Fall können Sie zwischen Ein- und Ausatmen sowie zwischen Aus- und Einatmen eine kurze Pause entstehen lassen.)

5) Führen Sie auf diese Weise fünf Atemzüge durch, atmen Sie danach ruhig weiter (Ihr Körper wird den Atemrhythmus noch einige Zeit beibehalten).

> **"** Eine **mathematische Wahrheit** ist an sich weder einfach noch kompliziert, sie ist. **"**
>
> *Émile Lemoine, französischer Mathematiker*

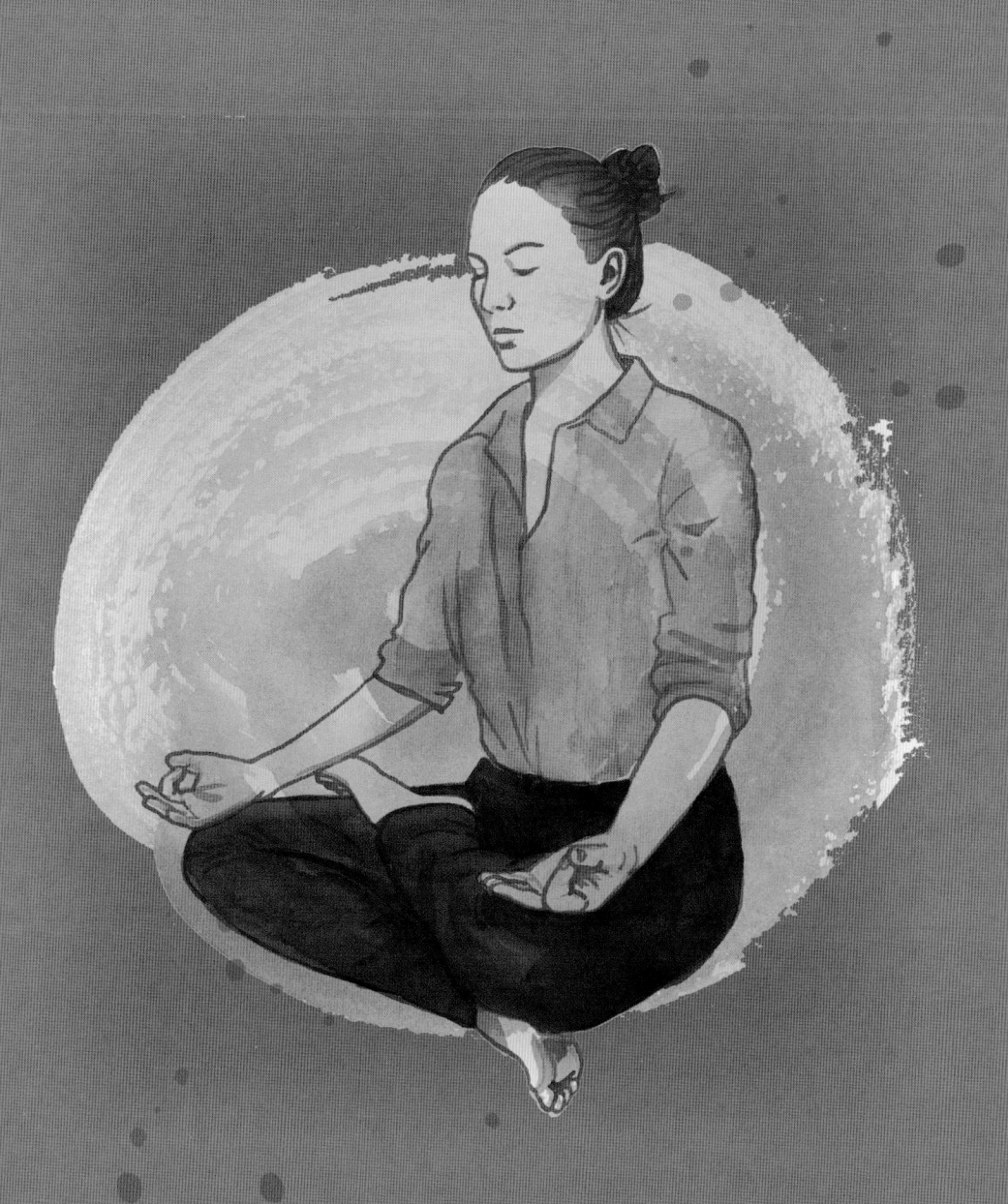

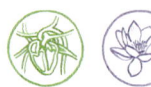

Mit den Augen lächeln

*Genervt oder erschöpft und am Ende der Kräfte? Dann ist jetzt wirklich mal Zeit für einen **freundlichen Blick** auf die Welt und ihre kleinen Dinge!*

1) Suchen Sie sich einen Gegenstand in Ihrer unmittelbaren Umgebung aus.

2) Betrachten Sie diesen nun liebevoll.

3) Lächeln Sie. Erfreuen Sie sich an diesem Ding – egal, was es ist. (Es kann ein ganz banaler Alltagsgegenstand sein, Ihr Hefter oder Ihr Papierkorb.)

4) Für Fortgeschrittene: Lassen Sie Ihren Blick jedes Mal, wenn er auf diesen Gegenstand fällt, liebevoll werden!

Übungsvariante

1) Sie können jeden Tag ein Foto eines Gegenstandes machen, der Ihnen positiv auffällt (oder den Sie positiv aufladen). So dokumentieren Sie Ihren liebevollen Blick.

2) Wenn Sie möchten, können Sie die Bilder natürlich auch in ein soziales Netzwerk hochladen – mal sehen, ob Ihre neue Sicht der Dinge auch anderen deutlich wird?

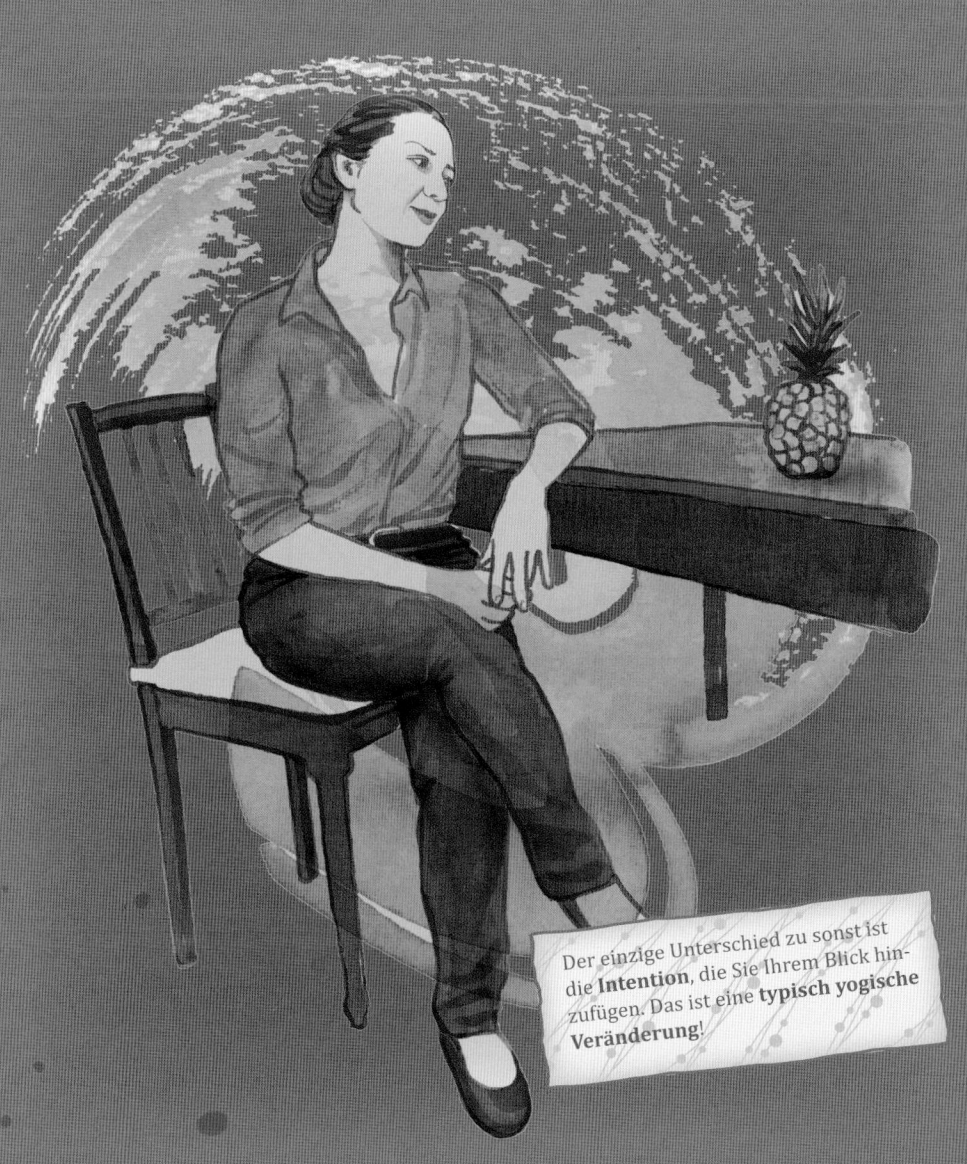

Der einzige Unterschied zu sonst ist die **Intention**, die Sie Ihrem Blick hinzufügen. Das ist eine **typisch yogische Veränderung**!

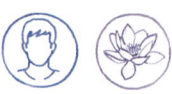

The Eyes of a Tiger

Wir sollen die Krone der Schöpfung sein? Na ja. Auf jeden Fall haben wir eine
sehr tierische Ader *– und sollten diese Power ausleben.*

1) Achten Sie darauf, dass Sie möglichst unbeobachtet sind. Ihre Augenbewegungen könnten andere um Sie herum irritieren. (Von der Seite oder von hinten wird Ihnen aber nichts anzusehen sein.)

2) Schauen Sie sich wild um, als wären Sie ein furchterregender Tiger im Dschungel Sumatras oder ein Wolf auf der Pirsch.

3) Reißen Sie die Augen auf oder lassen Sie Ihren Blick herumzucken.

4) Spüren Sie Ihre Tierenergie! Sie fühlt sich hellwach und kraftvoll an.

> **"** Weh dem Menschen,
> wenn nur ein einziges Tier
> im Weltgericht sitzt. **"**
>
> *Christian Morgenstern, deutscher Dichter*

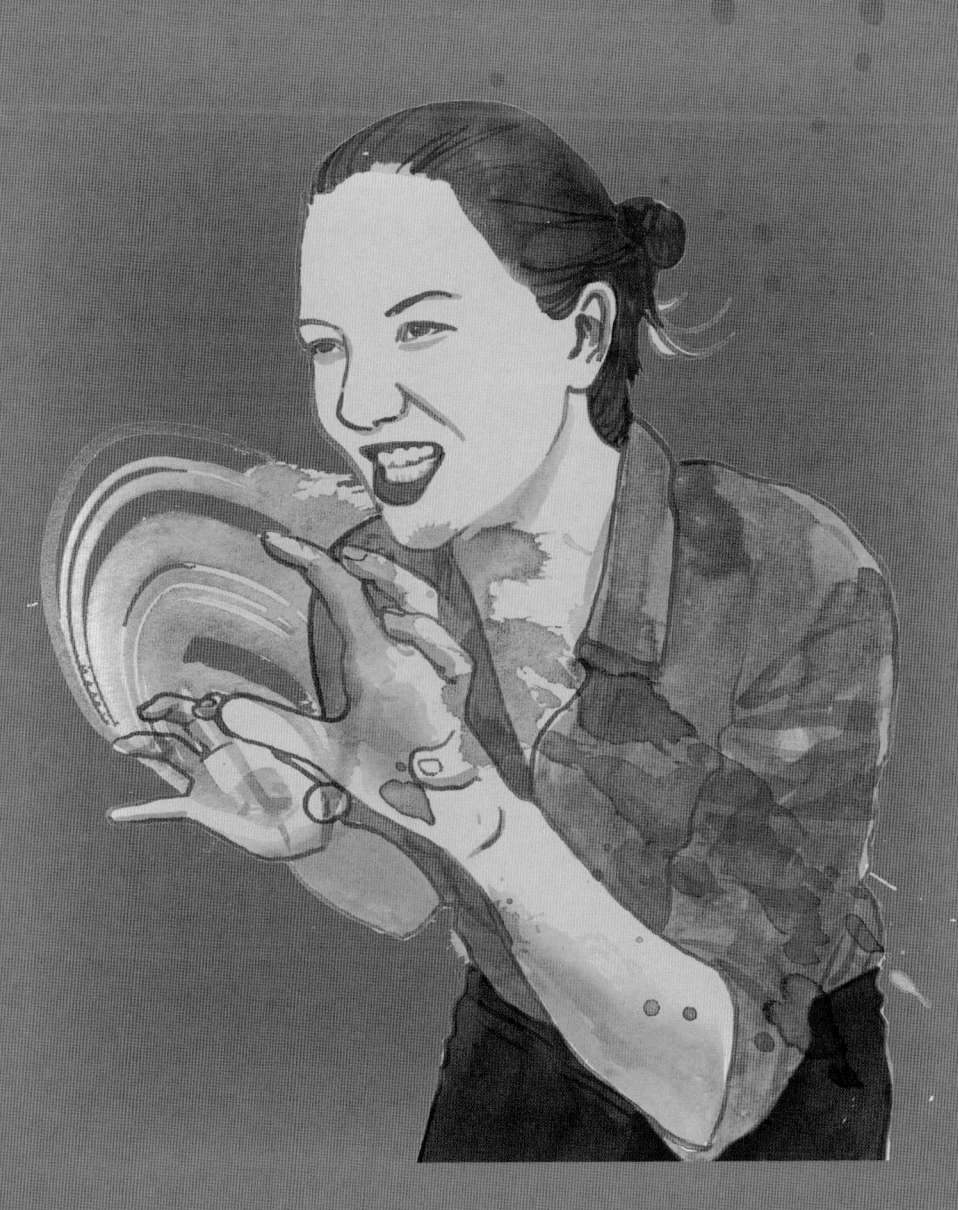

Einbeinhasen

*Statt entseelt und automatisch jeden Tag die **gleichen Wege** vor sich hin zu trot-*
ten, erzeugen Sie mit dieser neuen Technik Schwung und gute Laune.

1) Hopsen Sie einige Schritte Ihres Weges zum Bus, zur Arbeit, zum Supermarkt, zur Schule oder in den Kindergarten.

2) Das geht noch besser in Begleitung von Kindern und wirkt dann wie ein Spiel (was es ja auch ist).

3) »**Hopsen**« **ist** nicht springen oder hoppeln: Sie spielen nicht Hase, sondern fügen nur nach jedem Schritt einen kleinen »Skip« – also einen Vorwärtssprung mit demselben Fuß – ein, als wollten Sie Ihren Rhythmus einer Person mit größerer oder kleinerer Schrittweite anpassen.

> Der spielerische Umgang mit alltäglichen Situationen schult **Aufmerksamkeit** und **Reaktionsfähigkeit**.

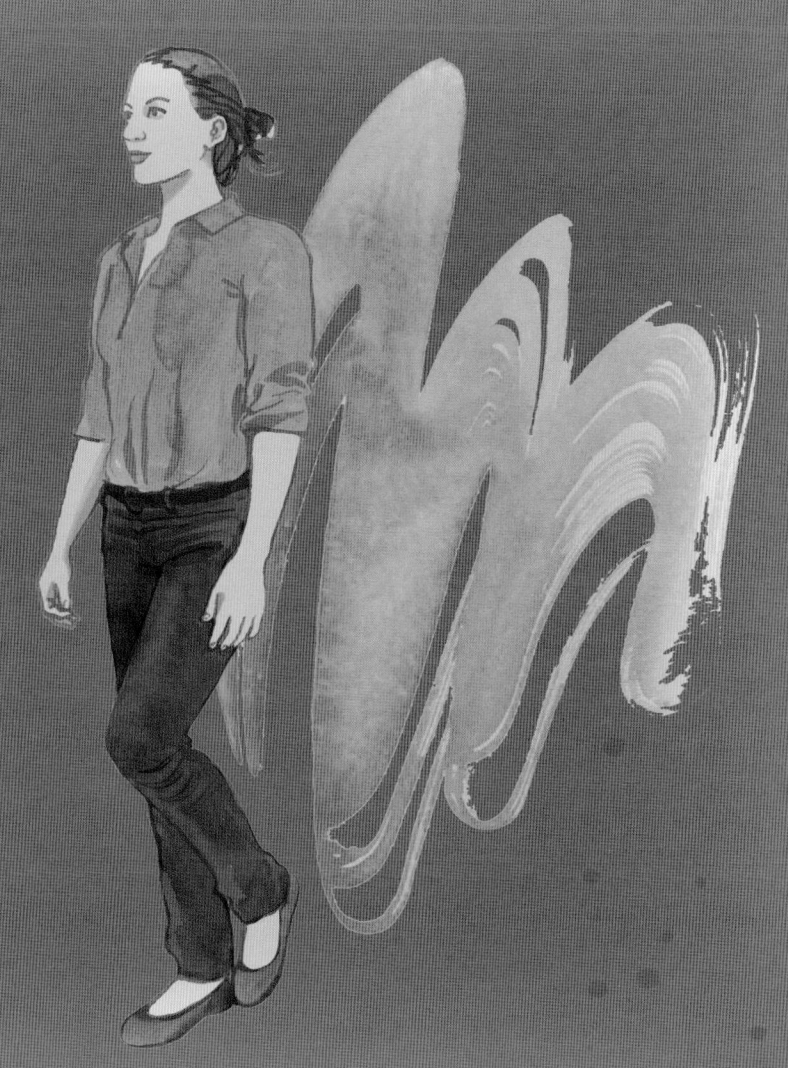

Nachwort

Wir hoffen, es geht Ihnen gut. Oder wenigstens besser als vor diesem Buch.

„One, two, free" – so einfach kann es gehen, und doch wissen wir alle, wie schwer das ist. Sich selbst und die Umwelt, den Tag im Ganzen und mit all seinen Details im Auge zu behalten. Schritt für Schritt nähern wir uns dem Selbst-Ideal. Jeden Tag ein wenig ruhiger, gelassener, freundlicher – zu anderen und zu uns selbst.

Ich selbst übe schon lange Yoga, aber erst, als die Meditation hinzukam, wurde der Effekt deutlich sichtbar. „Du bist auf einmal so nett", bemerkten meine Kinder ebenso überrascht wie erfreut. Und meine Frau findet dann und wann, ich sei gar nicht mehr so ungeduldig.

Entscheidend, das bestätigen international erfolgreiche Yoga- und Meditationslehrer, ist die Kombi aus Stretching, körperlicher Entspannung, und geistiger Offenheit und Flexibilität. Es gibt hierbei keinen Anfang und kein Ende, so wie man nicht sagen kann ob Henne oder Ei zuerst da waren. Die beiden Elemente stützen und stärken sich gegenseitig. Dabei war auch die Erkenntnis wichtig, dass man die optimale Entspannung (oder den perfekten Energieschub) ohnehin nie erreichen und schon gar nicht festhalten kann. Man schummelt sich nur von Moment zu Moment, von Meeting zu Meeting. Und das ist auch okay, denn mehr geht nicht, alle anderen machen es genauso. Trotzdem hatte ich große Angst, dass mein Drive, meine Entschlossenheit und Dynamik auf der Strecke bleiben, wenn ich meine geistigen und körperlichen Anspannungen genauer untersuche und abbaue. Ich sah sie als Motor meines Erfolgs, wie die Muskelspannung eines Sprinters am Start. Das Gegenteil ist eingetroffen: Ich kann viel eher den großen Bogen aufrechterhalten, das Wichtige vom Dringenden unterscheiden – und aushalten, dass auch morgen noch ein Tag ist und ich heute weder „alles" schaffen muss noch schaffen kann.

Mein Ziel war, besser mit anderen klarzukommen, sympathischer zu wirken (ich kann offenbar manchmal ganz schön barsch sein). Das Ergebnis bestand darin, dass ich auch besser mit mir selbst klarkomme. Das ist ein schöner Bonus.

Den wünsche ich Ihnen auch. Und er ist in erreichbarer Nähe: one, two, free – schon wieder einen kleinen Schritt näher dran!

Übungsregister

Die Mini-Übungen von One, two, free tun einfach nur gut. Manche sind sogar echte Vielseiter ...

FÜR KOPF & GEIST

SCHULTERN & NACKEN

ARME & HÄNDE

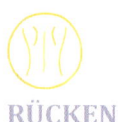

SEELE

Bücher & Adressen, die weiterhelfen

Bücher aus dem Gräfe und Unzer Verlag

Hoffmann, Ulrich
Mini-Meditationen.

Ders.:
Meditation

Schneider, Maren
Der kleine Alltags-Buddhist

Dies.
Crashkurs Meditation

Trökes, Ann
Der kleine Alltags-Yogi

Broome, Patrick; Henseler, Berthold:
Mit Yoga leben. *Allegria*

Hanson, Rick, Kauschke, Mike
Just 1 Thing. So entwickeln Sie das Gehirn eines Buddha. *Arbor*

Kroehl, Rixa Regine:
Das ist Yoga. *Südverlag*

Singh, Sat Hari
Das Herz des Yoga. *Allegria*

Wolz-Gottwald, Eckard
Die Yoga-Sutras im Alltag leben. *Via Nova*

Yoga-Magazine

www.yoga-aktuell.de

www.yogajournal.de

Adressen

Elbyogis,
Bei der Doppeleiche 3a,
22880 Wedel
www.elbyogis.de

Anna Trökes,
Singener Weg 23,
14163 Berlin
www.troekesyoga.de

WOYO Club München,
Lothstraße 3,
80335 München
www.woyo.de

Online-Yogastudios:
www.perfectyoga.de
www.yogaeasy.de
www.yogamehome.org

Impressum

Projektleitung: Birgit Reiter

Lektorat: Anna Cavelius

Bildredaktion: Henrike Schechter

Umschlaggestaltung und Layout: independent Medien-Design, Horst Moser, München

Herstellung: Petra Roth

Satz: griesbeckdesign, München

Reproduktion: Longo AG, Bozen

Druck und Bindung: dimograf

ISBN 978-3-8338-4574-1

1. Auflage 2016

Die GU-Homepage finden Sie unter www.gu.de

Bildnachweis

Cover und Illustrationen: Stefanie Bemmann

Grafiken: Shutterstock

Syndication: www.jalag-syndication.de

Wichtiger Hinweis

Alle Ratschläge und Anwendungen in diesem Buch wurden vom Autor sorgfältig recherchiert und in der Praxis erprobt. Dennoch können nur Sie selbst entscheiden, ob und inwieweit Sie diese Vorschläge umsetzen können und möchten. Lassen Sie sich in allen Zweifelsfällen zuvor durch einen Arzt oder Therapeuten beraten. Weder Autor noch Verlag können für eventuelle Nachteile oder Schäden, die aus den im Buch gegebenen praktischen Hinweisen resultieren, eine Haftung übernehmen.

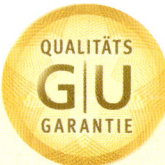

Liebe Leserin, lieber Leser,

haben wir Ihre Erwartungen erfüllt? Sind Sie mit diesem Buch zufrieden? Haben Sie weitere Fragen zu diesem Thema? Wir freuen uns auf Ihre Rückmeldung, auf Lob, Kritik und Anregungen, damit wir für Sie immer besser werden können.

GRÄFE UND UNZER Verlag
Leserservice
Postfach 86 03 13
81630 München
E-Mail:
leserservice@graefe-und-unzer.de

Telefon: 00800 / 72 37 33 33*
Telefax: 00800 / 50 12 05 44*
Mo–Do: 9.00 – 17.00 Uhr
Fr: 9.00 – 16.00 Uhr
(* gebührenfrei in D, A, CH)

Ihr GRÄFE UND UNZER Verlag
Der erste Ratgeberverlag – seit 1722.

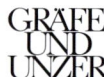 www.facebook.com/gu.verlag

GRÄFE UND UNZER

Ein Unternehmen der
GANSKE VERLAGSGRUPPE